[醫療]
MEDICAL
[人文]

于劍興──著

昏迷60天
從遺忘到重生的奇蹟

陳金城醫師搶救生命志工作伴

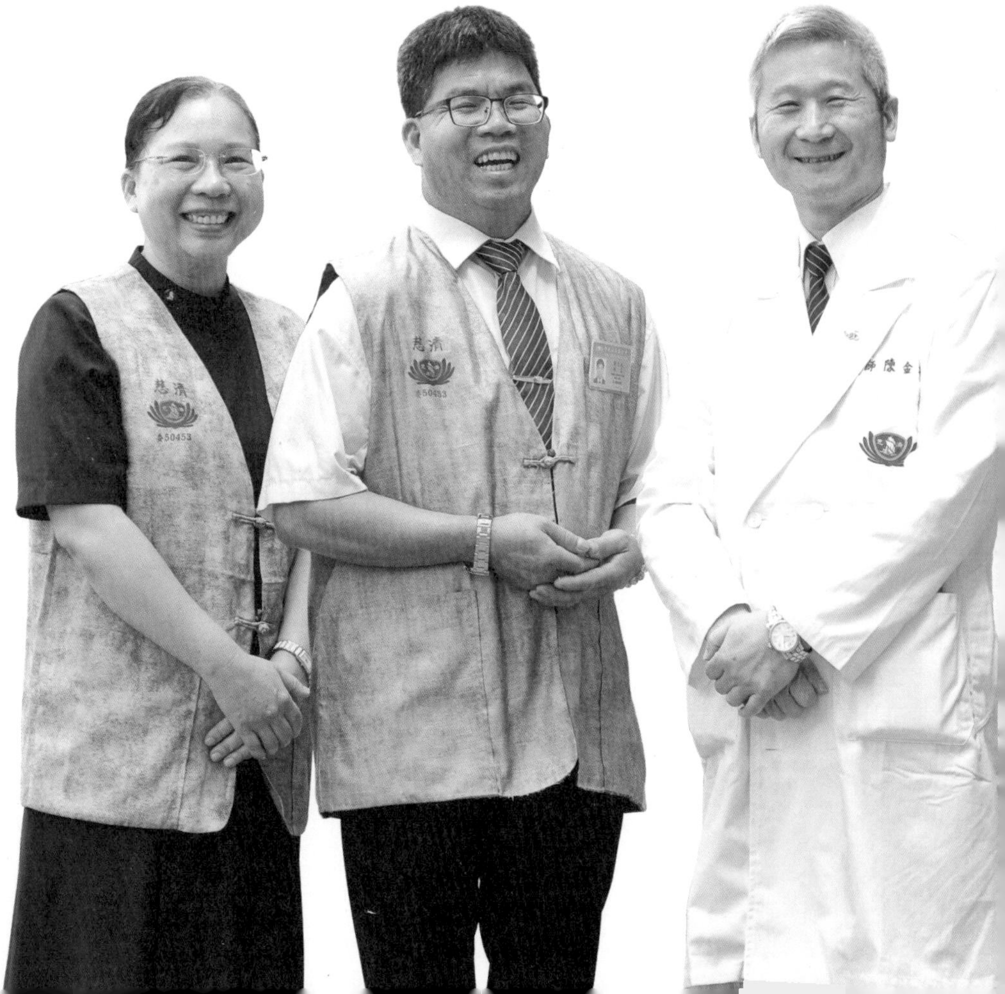

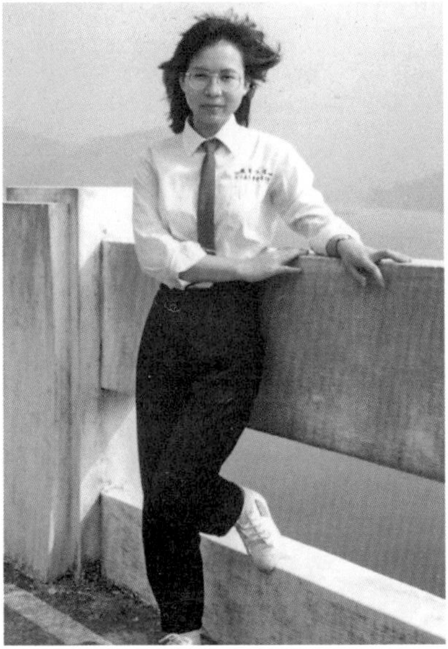

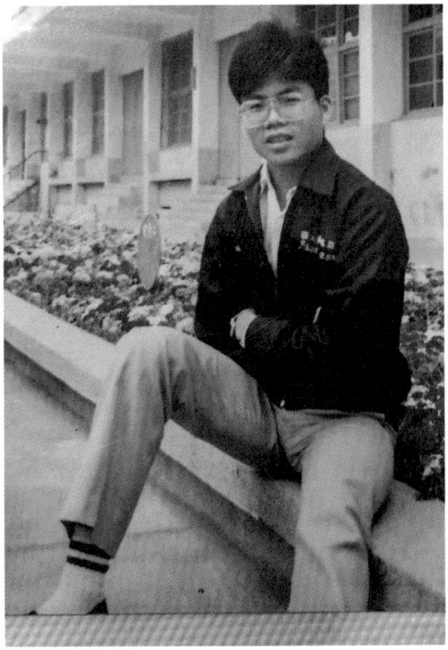

上左、上右圖：青春正盛，那一年劉文成與許瑩慧就讀高中職的模樣。一回在醫院照顧長輩的巧遇，結下牽手未來的因緣。

下圖：愛山、愛笑的兩人一起牽手走未來人生路。

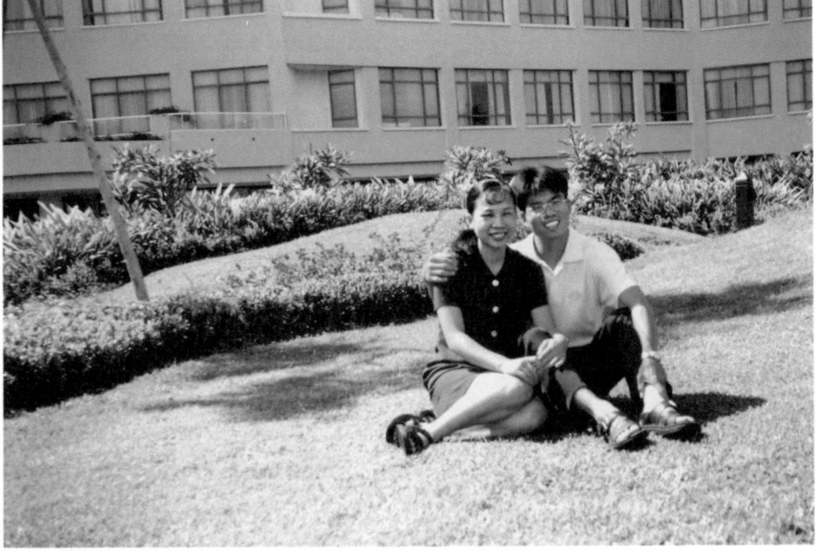

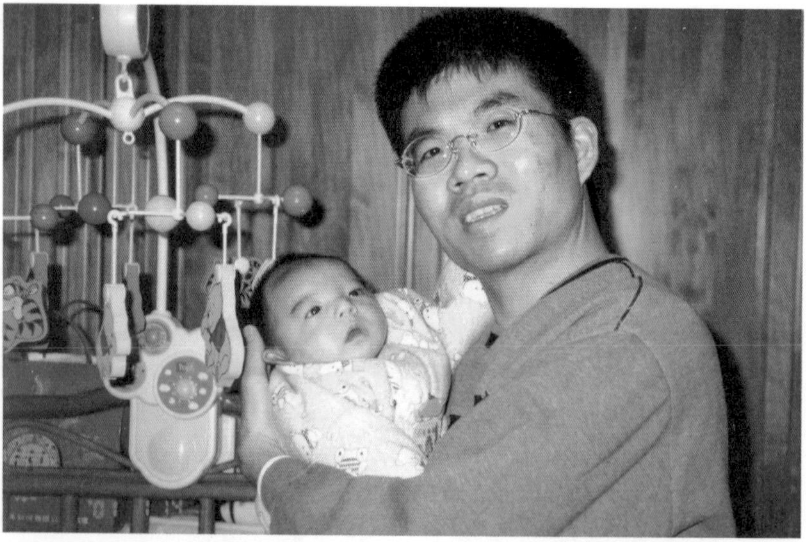

上圖：結婚後，劉文成歡喜迎接寶寶的到來，完全不知後方的無常即將發生。

下圖：一場車禍撞碎劉文成才迎接新生兒不久的喜悅，儘管搶救回來，在陳金城醫師治療下甦醒過來，積極復健，但進步緩慢，考驗著一家三口的日常生活與未來的夢想。

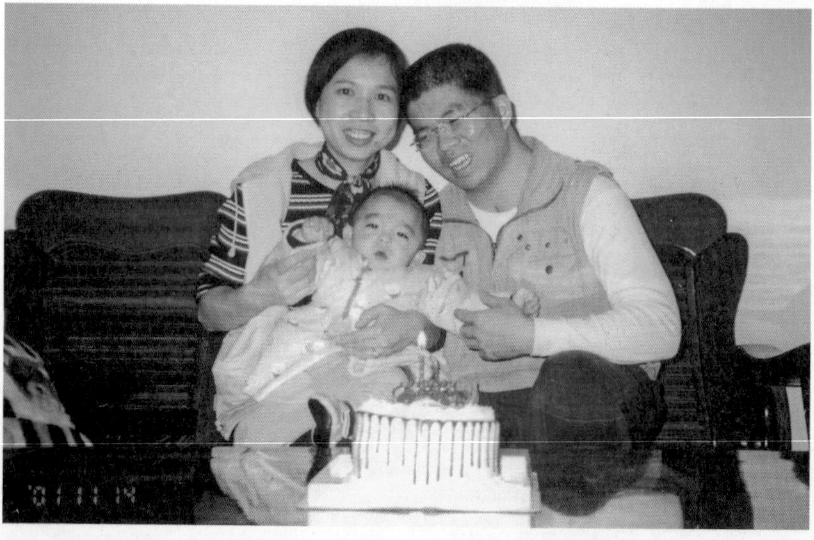

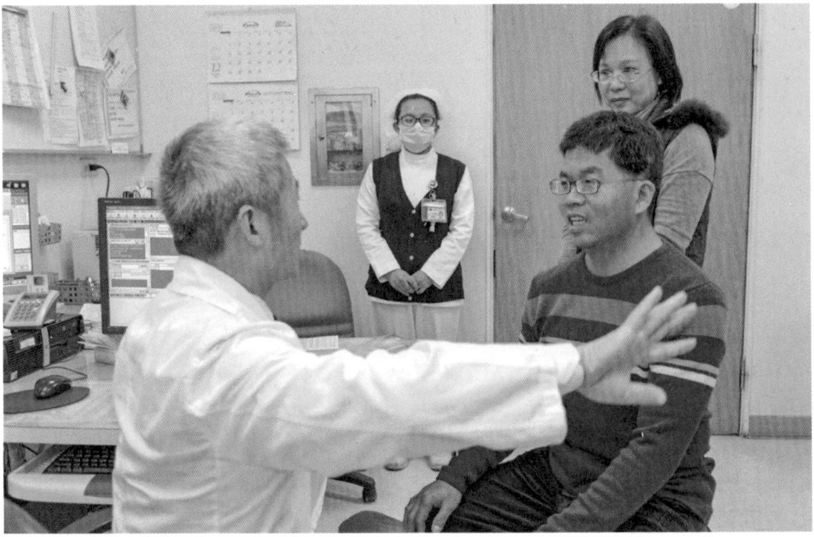

上圖：劉文成（右）奇蹟般甦醒後這十多年來，陳醫師也陪伴他們夫妻度過一個個關鍵時刻。（攝影／何姿儀）

下圖：歡喜受證慈濟委員的劉文成與妻子許瑩慧與陳金城副院長合影。

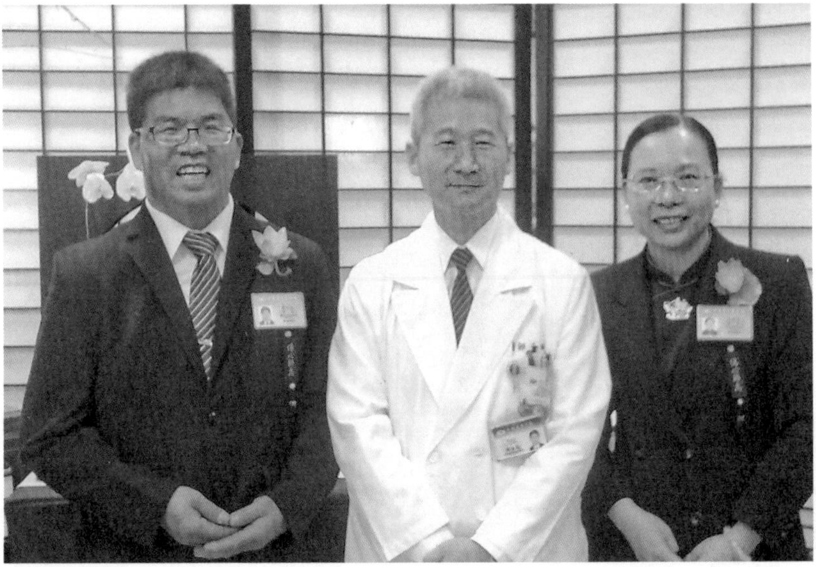

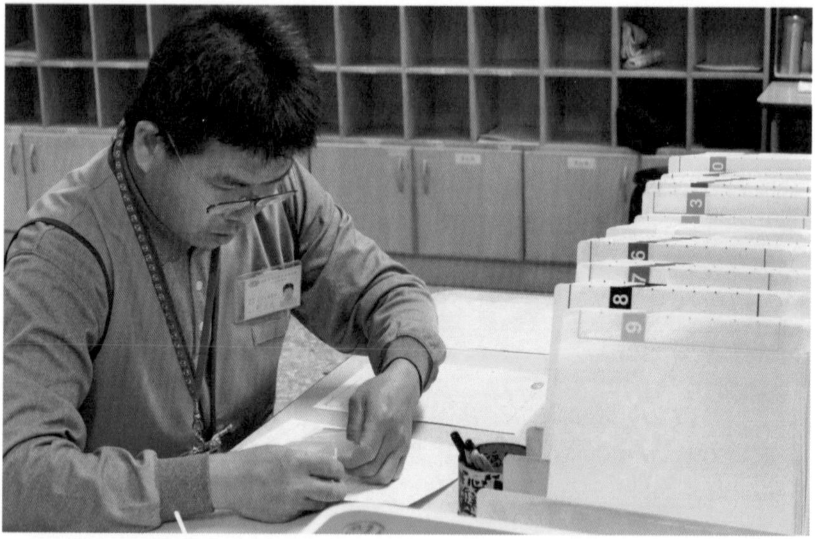

上圖：雖然因一場車禍導致語言、肢體、運動神經受損，但劉文成卻克服困難認真復健，且到大林慈濟醫院當醫療志工。

（攝影 / 江珮如）

下圖：不讓另一半擔心，劉文成在果園裡打工從不喊累。

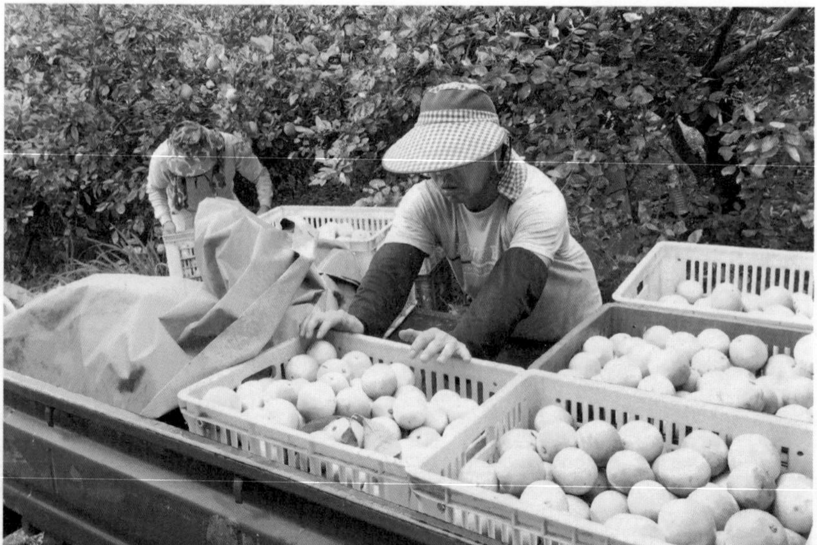

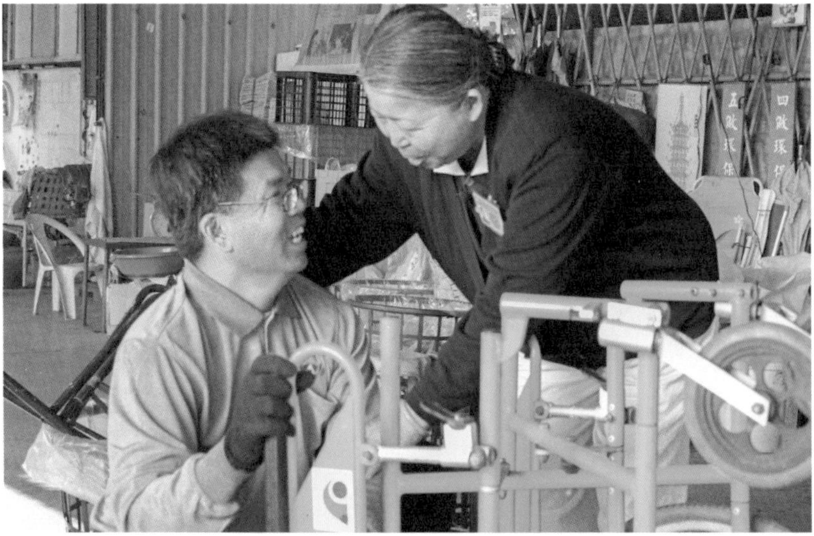

上圖：有資深志工引導，劉文成在環保站找回自信與快樂。

（攝影／沈美君）

下左、下右：劉文成在環保站，修理電動病床、拆零件，樣樣精通。

（下左／沈美君攝，下右／何姿儀攝）

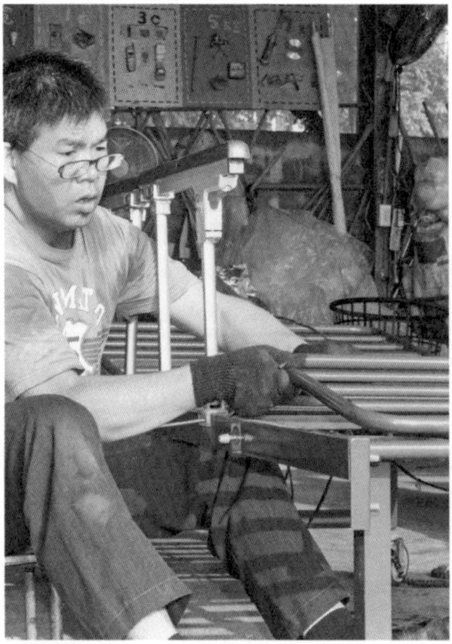

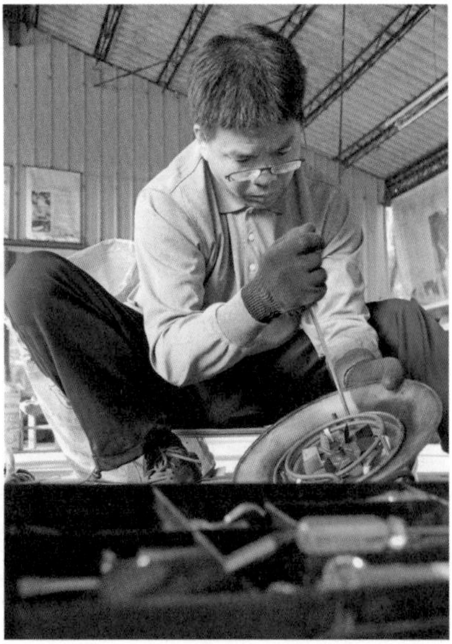

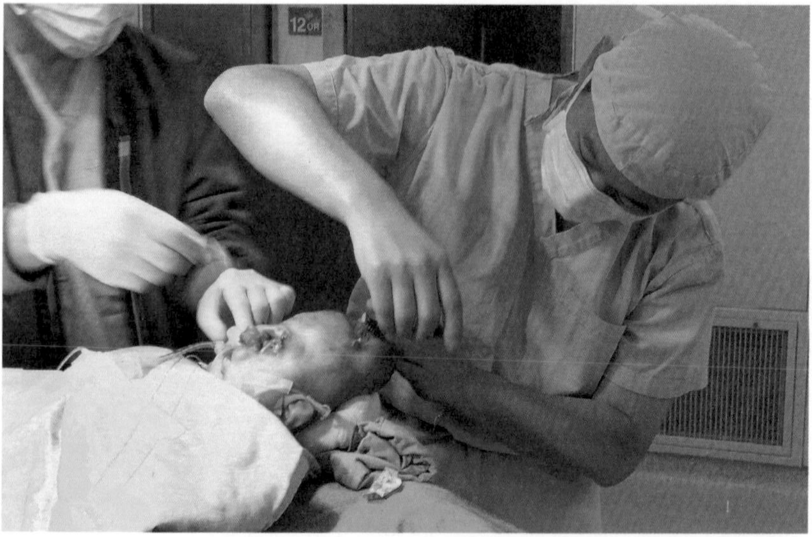

上圖：陳金城醫師為菲律賓腦部畸形合併顏面嚴重唇顎裂的男嬰世傑(C. J. Tiquis)以人工腦膜建立完整硬腦膜。（攝影／江珮如）

下圖：在嘉義大林慈濟醫院十多年來，陳金城醫師接手為一個又一個棘手難治的病人治療。（攝影／江珮如）

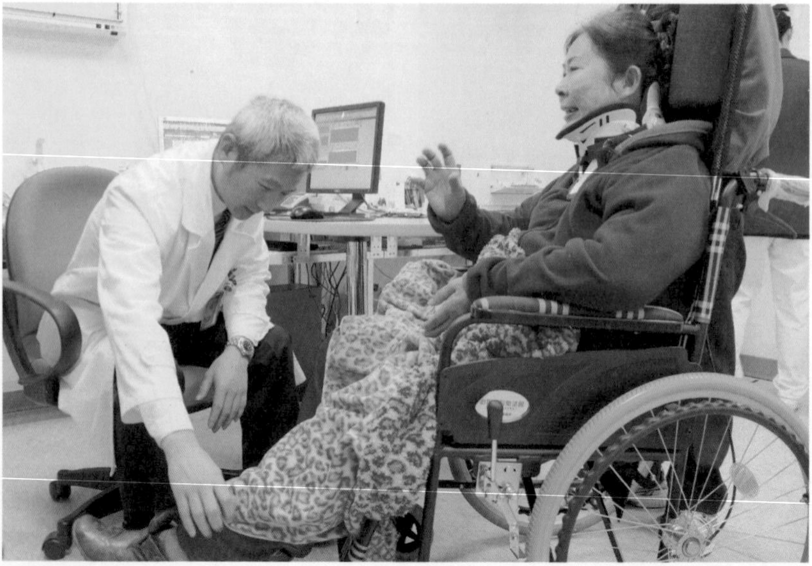

推薦序

信任與愛　共創奇蹟

佛教慈濟醫療財團法人執行長　**林俊龍**

慈濟醫療與其他醫療單位最大的不同之處，就在於醫療團隊有志工作伴。醫療志工一年三百六十五天都在慈濟醫院輪班，或陪伴病人與家屬，或照顧醫護團隊，更重要的是，擔任醫病之間的橋樑，讓醫病、護病之間溝通更順暢。因為志工的加入，讓慈濟在推動全人醫療上，更臻圓滿。志工提供的可說是一帖帖「心靈良藥」，更有甚者，當病人出院返家後，若需要經濟幫助或是膚慰陪伴，社區的慈濟志工就會接手持續關懷，甚至協助有困難的病人後續回診或就醫，讓醫療之愛延續。

陳金城醫師是嘉義民雄人，當大林慈濟醫院啟業後，他就從花蓮慈院回到家鄉來，但因大林地處嘉義偏遠鄉間，人力招募不易，有四、五年的功夫，腦神經外科都是「單人科」，就靠他一個人撐起這一科。他一個星期七天、一天二十四小時，隨時待命，常常他跟家人外出吃飯，才吃到一半就接到急診電話而趕回醫院，餐點也只好打包。通常，他都在不離開醫院半個小時車程的範圍內活動。有一天，在心得分享時，他禁不住哭了，他直言那幾年，非常愧對家人，因為那時的他全部心力都放在工作上。

陳金城副院長付出與成長的歷程，其實也帶出大林慈院啟業時期的艱辛。原本我每年會回美國一次與孩子們團聚，啟業時期只能請孩子們回臺灣來，也沒能去義診，都守在醫院裡。記得某一天，我終於有空檔到地下室的餐廳用餐，瞪大眼睛一看，怎麼大家都來了？原來那天是颱風天，病人來得少，同仁才有機會去餐廳用餐。啟業時期的人仰馬翻，令人難忘，陳金城醫師和許多資深同仁，都是一起打拚的功臣，感恩他們克盡職責，堅守崗位，讓這個田中央的大醫院成為值得信賴與託付的好醫院。

陳金城醫師，從年輕開始，就是很老實的個性，實事求是。他對病人很好，開刀手法細膩精良，在大林慈院這十多年來，已處理過數不清的疑難重症，許多病人找過臺灣各大醫學中心求治，就是沒有人願意為他們開刀，只有陳金城願意接手一試，他說這只是單純為病人著想的那一分心。這種「騎士精神」，是我最佩服他的地方。其實我知道，即使是已經做過的手術，他還是會在術前再次查文獻、模擬，做足準備，然後膽大心細的進行手術，才會有這麼好的治療成果。

而病人與家屬也都是感受良深，所以在大林慈院院慶活動的時候，都有病人與家屬前來見證，藉機在眾人面前感謝他。

劉文成師兄能在陳金城副院長的治療下從植物人狀態醒來，接著恢復部分語言能力，復健後能回復正常生活；並在志工接引下，於慈濟環保站找到了新的人生價值，妻子與孩子也一起同行助人的菩薩道。這印證了慈濟「五全醫療」理念——全人、全時、全家、全隊、全社區；整個醫療團隊照顧的不只是病人的身心靈，也包含他們全家，從住院前、中期，到出院後返回社區仍持續。

《昏迷六十天，從遺忘到重生的奇蹟》由大林慈院公傳室于劍興採訪並寫出了一個平凡人、一個家庭如何在醫師與志工全心全力搶救照護下，展現自身不平凡的生命力，謹寄予無限祝福，樂為之序，並推薦給各位讀者，一起見證由團隊與病人共創的奇蹟，感恩。

推薦序

虛懷若谷　實踐慈悲

大林慈濟醫院副院長　**陳金城**

在腦神經外科手術房的「刀光血影」中，照見生命中至真且善的柔情。劉文成是我十多年前的一位病人。因緣不可思議！直教人忖思醫療的本質為何？當自己在戮力追逐精湛醫術拔除病苦外，也許，還能多想一些、多做一些，而從病人與家屬得到的回報，可能有想像不到的美好滋味。

當劉文成正享受著一家三口的幸福時光不久，竟遭遇到嚴重的車禍，好不容易從重傷中甦醒，但一切都已經變了調，工作、家庭、美好的未來？難以想像的苦發生了。記得劉文成的另一半瑩慧提到，別家醫院的醫師說文成就算活下去也是植物人，都在昏迷中，那股對現在與未來的憂慮、惶恐的無助心情，讓人不忍。而身為醫師能做的，就是克盡本分地給予醫療上的協助。

其實，不管別的醫師怎麼說，當時仍昏迷的文成，因為頭蓋骨還沒蓋回去，仍可能有治療的機會；就算頭部已經裝了引流管，也可能因為腦血管沒有通而必須再處置。總是，醫者的使命必須要為病人試過所有的可能性，而非輕言放棄。自己曾治療過很多「奇怪」的病人，事實上都是因為看到還有治療的機會與可能。儘管我們的努力不見得每次都有機會成功，但至少為病人創造了改善的機會。只要每天累積一點點進步，一段時間後就會是一大步的進展，對病人有很大的幫助。

總是告訴自己，保持謙虛、不要輕言放棄。

在主要的治療完成後，文成固定來回診拿藥，預防癲癇的發作。但他太太總是顯得悶悶不樂，也難怪，雖然文成努力的復健、學習，但進步緩慢，像是另一個需要照顧的大孩子。遇上這樣的情況，我只是試著提供瑩慧不同的思考角度，與其每日煩惱，不如幫他選擇有意義的事做。

在為文成手術治療的時光中，我也歡喜迎接第一個孩子的誕生。是一分身為父親的同理心吧！覺得文成的家庭突然遭逢變故，反觀自己是何等幸福。於是自然就會多思考一下，想要盡更大的努力、做更多一些。我努力地說服瑩慧讓文成積極治療，期待獲得更好的結果，讓生命有機會可以發揮良能。

雖然當時我並無法預知會得到什麼結果，但只要盡力了，就不會有遺憾！過往看診的經驗裡，也許只是對病人講了幾句鼓勵的話，卻可能改變他的一生。像是要病人戒菸、茹素來維持健康，而那可能是家人怎麼勸都做不到的事。在醫療之外，醫師可以做得更多，可以影響病人一起做很多對的事。

事實上，以我曾經治療過遭逢重大意外的病人經驗，文成的恢復情況已經是種福氣。從瑩慧是個照顧者的角度來看，必須肩負著家庭經濟、照顧先生與小孩的責任，壓力很難言喻；不過，從文成的角度看呢，原本就擁有積極努力個性的他可是好不容易又獲得重新開始的機會，僅是看他每天努力地復健、學習認字，從來不說聲累，就值得為他喝采。

幾年後，文成的身體愈來愈結實、健康。他最喜歡到慈濟位於斗南鎮上的環保站，發揮他甲級電匠的專長，成為拆解各種複雜設備的「大師」，大家因為能有更好的回收成果而歡喜，他也從中獲得無比的成就感，環保站可真是創造奇蹟的地方。甚至，常在醫院看到他穿著背心做醫療志工的身影。雖然話講得比較慢、比較沒那有那麼好的表達能力，但總是有什麼事都搶著做！他告訴我，來做志工很歡喜。

慈悲不是靠口說，而是要去行動、去實踐。

身為醫者，能把病人照顧好就是最大的快樂。想想，往往是我們得到更多的快樂，因為是病人讓我們領悟行醫的意義與真諦。而除了病人外，行醫多年的經驗更體會到不能只看到病人、病情的本身，背後還有家屬需要一起關照，只有當家庭穩定，病人的整個問題才能迎刃而解。病人好了，家人沒了壓力，社會也隨之祥和。

如是因，如是果，要能甘願做、歡喜受，努力的以樂轉苦。

從劉文成身上，看到自己所擁有的幸福。縱有難以言喻的人生考驗，若能把握住因緣，境隨心轉，依然能活出自我，發揮更大的良能。他能以身說法，告訴大家愛的能量有多大，告訴大家把握因緣，能做就是福。

目次

第二篇．徬徨人生路

第三篇・撥雲見日光

第四篇．勇敢向未來

第一篇

青春少年時

1 把握病房相遇、阿嬤牽起的緣

「這是我家裡的電話，那妳……可以留家裡的電話給我嗎？」

劉文成在病房門口喚住許瑩慧，下一秒，怯生生地伸出手，遞過一張皺掉的白色紙片，上面有行用藍色原子筆工整寫上的阿拉伯數字。他心裡明白，如果不鼓起勇氣採取行動，哪還有機會再見到這個女生。

前些日子，從高工電機科畢業的劉文成，和爸媽商量後，正計畫著到臺北補習考二專，為興趣，更惦量著自己的未來，說什麼也得往上爬。在等待動身的日子裡，阿嬤竟突然病倒，醫師診斷後要求得住院療養，家裡最空閒的劉文成自然擔起照料長輩的責任。

陪著阿嬤辦好住院手續，劉文成提著行李才踏進病房，就發現隔壁床正好也住位阿嬤，而且，身旁有個一頭秀髮清湯掛麵的女生，慧黠的眼神正不偏不移地投射過來。個性古意、總是安靜的時候多些的文成，眼睛不禁亮起來，說也奇怪，從走進醫院大門後那股從背脊開始冷冰冰的感覺，像陽光下的白雪消失無蹤。

位在雲林縣政府旁的公立醫院裡，這是間有兩張床的病房。兩位來到耳順階段的阿嬤，身邊各有一個年紀相仿的孫子陪伴。

「我姓劉，劉文成，住在久安里。我剛從虎尾農工電機科畢業，打算去臺北補習，家裡還有姐姐、弟弟和妹妹，連我一共有六個小孩。」

在自我介紹的開場白中，劉文成緩慢而詳細地把家裡交代的一清二楚。瑩慧忍著笑意，只覺得和他又不熟，沒事講那麼多幹嘛。久安？瑩慧心想，天呀，就住在隔壁庄而已耶，也太剛好了吧。

「你好，我是許瑩慧，現在高三。」

住院第一天，他們知道彼此的姓名；第二天，發現原來彼此都是十八歲；第三天，各自想著學業和未來問題的他們，偶爾聊天說地，不經意就發現夜色已經降臨。

其實，虎尾農工裡也有女學生，但劉文成就讀的電機科卻清一色都是男生，帶著細框眼鏡，身形瘦而結實的他，可不曾和女生講過話。基礎電學、工業配線、配電、微電腦控制，在學校的每一門課程、任何一堂實習，劉文成全心待在讓自己安心的電機線路的世界，可以埋首竟日依然覺得樂趣無窮。那些看似複雜的線路，在一次次嘗試、修正後，總給他最單純與直接的回應。

這次陪伴生病的阿嬤機會，讓他發現另一個有趣的世界。原來，在阿嬤病榻旁的那女孩，每次抬起頭、回眸綻放的笑容，竟讓人心砰砰然地。只是，他得要更主動些，否則這美好的小世界像劃過天際的流星，閃耀不已，卻終究將隱逝在無垠的墨色中。

劉文成擔憂的最後一天終於來到，瑩慧阿嬤的腹瀉情況已經控制住，醫師說可以出院了。他緊張地在紙片上刻畫下家裡的電話號碼，祈禱著會有好運發生。

下一刻，病房會空出一張病床，然後，很快地又會住進新的病人。劉文成遞過電話號碼給瑩慧後，杵在門口等著她的回答，身體像電線桿般僵硬。想不到，瑩慧乾脆地接過紙條，然後，給了文成家裡的電話。劉文成緊張的嘴角拉出好長好長的弧線。

「嗯，他是個古意的朋友，而且一個大男生，竟還很甘願的陪阿嬤住院。」瑩慧在心底下註腳，他好古意，就是一個可以當朋友的男生，但實在是太安靜啦，不喜歡。

2 捨命陪「女」子

「瑩慧嗎？我這個禮拜下課就坐車回雲林。」每週在高雄上課結束前一天，打電話向女孩報備，成為劉文成最期待的例行公事。

「這個禮拜要和嘉義山岳協會去泛舟，要去嗎？」瑩慧累積了幾天工作的疲憊，氣若游絲地說著。

「泛舟？」劉文成理不清頭緒，從雲林要到臺灣能泛舟的地方，怎麼去呀？

「沒錯，是花蓮的秀姑巒溪喔，我中午下班就和你會合，要趕晚上的火車。」喜歡戶外活動的瑩慧提起規畫像重新燃起的火焰。

「好、好呀。」劉文成用力點著頭，只要瑩慧想去，他就跟。

掛上電話，瑩慧只覺得好笑，反正跟他說去哪裡玩，都一樣，劉文成這呆呆的男生肯定都說好，一點原則都沒有。瑩慧早早跳進被窩裡，接下來的週末假期可是充滿考驗。曾幾何時，彼此間對於另一個人的存在，像是呼吸那般，沒有特別的感覺，卻又不可缺少。

一年多前，劉文成和瑩慧從雲林的醫院說再見後，劉文成背著沉甸甸地行李上臺北，寄居在叔叔家裡；而瑩慧則考量家裡的經濟，打算在高職畢業後先開始工作。

劉文成想不到的是，花了家裡許多錢去補習，還得忍受補習班老師三不五時投來歧視的眼神。那老師認為從雲林來的學生，程度肯定好不到哪裡，他提醒劉文成，恐怕得準備兩年才考得上學校。

也許，還好因為那老師的冷言冷語，讓劉文成在半夜裡讀書時格外起勁，他可是無法想像如果要在臺北要多待一年的慘況。每天補習、看書、吃飯，然後繼續看書、補習，像是手錶走完一圈又一圈，分不清何處是起點、終點。

「我，非考上不可！」

幾個月後，劉文成趁著難得的假期回到雲林。踏進家門和爸、媽報平安，回房間丟下背包，等不及地拿起話筒，按著已在心底重複幾百次的電話號碼。「會在家嗎？」「她該不會忘記我了？」「應該不會懶得理我吧？」

電話那頭傳來開朗的聲音。隔著話筒、又好多天沒見面，劉文成覺得那感覺有些遙遠、陌生，但那就是許瑩慧，不會錯的。本來在女孩面前就不多話，現在又不像在醫院可以看到她的表情，然後用自己一貫的憨厚笑容來回應，劉文成的腦袋裡尋覓不到可以聊天的隻字片語，也嗅不出瑩慧的心情起伏，只好任由紛亂的思緒一吋吋把自己一吋吋的淹沒。

終於兩個人互道再見。劉文成掛上話筒，非考上學校不可的意志滿溢著胸襟。他知道唯有自己有出息，才有機會約許瑩慧出來玩。

回臺北一陣子，劉文成有天打電話給瑩慧，聲音裡儘是一副捨我其誰的氣勢。

「對了，我決定要去爬玉山！」劉文成說。

「哪來的勇氣呀？玉山可不是說爬就能爬的！」瑩慧忍著不笑出聲來，心想，他只是說好玩的。

「真的啦，如果我也像妳一樣爬過玉山，然後，當妳以後再說怎麼爬玉山時，我就有東西可以說呀。」劉文成彷彿已經來到玉山主峰般陶醉。

瑩慧覺得好笑又好氣地，每次聊天時，文成總是安安靜靜地扮演聽話者的角色，想問他對某件事的意見時，他的回答總是模稜兩可，弄不清楚他真正的主意。但這次卻那麼堅定地說要爬玉山，可是未免也太自不量力了些，瑩慧別過頭，可不想陪他一起做白日夢。

國中畢業時，瑩慧考上雲林縣內的私立高中，但家裡的情況只得讓她重考一年。就讀斗六家商高二時，學校的老師召集田徑隊為爬玉山而每日操練，得到消息的瑩慧也自告奮勇想參加。總是閒不住的她對爬山有股莫名的熱情，就算老師數落她又不是田徑隊的、打擊她再怎麼努力也不可能成功，但她就是有股不想輸的心情，充滿全身每個細胞。

每天下課後，她留在學校裡跟著田徑隊員在操場上練體能，就算跑得慢一點、喘得久一點，總堅持和大家同樣的訓練份量。終於，誰能拗得過意志堅定的高中女生呢？瑩慧如願踏上征途。

隔年的暑假過後，劉文成如願考上位於高雄縣的東方工專電機科，他每天努力讀書、沉浸在高低壓配電盤裡，保持在全班前兩名的好成績，享受師長的讚歎；許瑩慧高職畢業隔天就開始到雲林縣內一家公司的人事部門，接電話、算薪水之外，還得負責許多總務的事務，每天像打雜的人，忙碌不堪，想逃開的心一天比一天堅定。

一週五天半忙碌的尾聲，許瑩慧總愛盤算著往山裡跑，只有在離開人車雜遝的城市後，當迎著森林的沁涼氣息、耳膜鼓動著不知名的蟲鳥和鳴，才有重新活過來的感覺；而劉文成樂得成為瑩慧活動的最佳陪伴，一結束課業就搭火車回雲林和女孩會合。

終於，劉文成不再是當年那個只能安靜地，聽著女孩描述山上有多美的男孩。

當週末到來，劉文成騎著向姐姐借來的五十西西摩托車，載瑩慧到溪頭、杉林溪爬山。夏日烈陽當空被曬傷，冬季寒風沁骨直打哆嗦，總在兩人說笑間不經意度過；當春日繁花盛開、秋天楓紅似錦，他們讚歎這美景何等神奇。

只是，儘管兩個人都是纖瘦的身材，但馬力有限的輕型摩托車載上兩人後，難敵不斷攀升的山路，隨時準備跳下來推車成為瑩慧的苦差事，文成倒是樂得在車上催油門。

有時，他們跟隨山岳協會的活動，四處探索臺灣的群山峻嶺。只要能看著瑩慧壓力褪去後的燦爛笑容，劉文成就覺得快樂無比。他夢想著，如果能一直這樣沒有壓力、精采的生活著，該有多棒！

當聽到瑩慧說要去秀姑巒溪泛舟時，劉文成只覺得路途遙遠，但哪一次不是自己捨命陪「女子」？瑩慧週六中午下班後，趕著回家整理行李。下午和劉文成一起到嘉義和隊友會合後，搭遊覽車連夜趕到花蓮。

當天色轉黑為白時，遊覽車抵達臺灣另一頭的瑞穗，整夜聊天、睡不安穩的疲憊，讓腳下豐沛奔騰的溪水暢快地沖刷而去。大夥穿上色彩鮮豔的救生衣、安全帽，在救生員的指揮下依序坐上橡皮艇，迎接下一秒就要展開的二十四公里長征，尤其中段以後的險灘與激流挑戰，空氣中瀰漫著期待、焦慮的複雜氛圍。

穿越瑞穗大橋，平穩的水流中偶有湍急，並肩而坐的劉文成和瑩慧心裡有數，這只是風雨前的寧靜，得趕緊與其他夥伴培養默契，就怕在中後段遇上翻船的窘境。未曾枯竭的河水，在奇美吊橋以後，分分秒秒地在海岸山脈上刻畫出令人止息的峽谷壯景，只是隨之登場的急流、漩渦交錯，讓原本讚歎造物奇景的眼神回到身邊飛濺的水珠。划槳只剩下控制方向的功能，和激流周旋的劉文成擔心著瑩慧的情況，卻只能順著河水的好惡，或左或右，忽上忽下地攪動著船身。英雄無用武之地的他，只能全神貫注地祈禱：「可千萬別翻船呀！」

三、四個小時的折騰後，橡皮艇頓失動力般在河面上緩緩漂著。橫跨整個秀姑巒溪河面的長虹橋在空中劃出一道優雅的弧線，劉文成撥去臉上的水珠，歡喜地和夥伴們吶喊著。身旁棋布的白色石塊，那是地理課本讀過的「秀姑漱玉」，白色的身軀在碧綠的水色下彷彿綻放著光芒，映照著瑩慧疲累與歡喜交集的臉龐上。

下午搭車趕回嘉義，當兩個人各自回到雲林的家裡時，星子早已高掛天幕，而明天來臨時，瑩慧要上班，文成得回高雄上課，儘管累癱在床上，但他們對這樣操人的行程甘之如飴，總要趁著年輕做點瘋狂的事，而那可能是未來可能不會，或是，沒有心力再做的事。

3 各自拚搏的青年男女

「他一直找妳，一定是喜歡妳啦！」同學很篤定的下結論。

「我沒有喜歡他喔。」瑩慧說的篤定。

「但是，妳也沒有拒絕人家呀！」同學不死心地追問。

「那是因為，我把他當朋友。」瑩慧覺得就是這樣吧。

認識到現在，還沒和好脾氣的他吵過架。反倒是自己曾讓老師叮嚀要把脾氣改好一點，講話要好聽些。瑩慧覺得這樣未免太「假仙」，對的就是對的，錯的，就應該講出來，自己的脾氣有什麼好改的。

安靜、不多話，把吃虧當做吃補的文成，卻在當兵前暗自計畫一場突襲。

「妳知道嗎？爬上主峰的時候，氣溫好低，感覺好冷、好冷！」劉文成打電話給瑩慧，他在電話裡難掩急促又顯得驕傲的口氣。而被蒙在鼓裡的瑩慧覺得好氣又好笑，覺得這傢伙未免太好強。

讀二專以後，劉文成跟著瑩慧玩了好多地方，但他心底最渴望的是爬一回玉山，親自體驗瑩慧曾經歷過的每一步挑戰。當他看到救國團玉山登峰隊的訊息後，高興了好多天。

暑假來臨時，背著簡單行囊的劉文成獨自到嘉義後火車站報到，幾個小時後，在阿里山二萬坪目送絢爛的夕陽沉入遠方綿延的山巒。興奮的情緒讓他一晚翻來覆去地聽著隊員們此起彼落的打呼聲。

第二天，登山隊從塔塔加登山口前進到排雲山莊，在八點五公里的路程中爬升近八百公尺。穿梭臺灣冷杉的林蔭間，涼爽的空氣，讓劉文成從鼻孔一路暢快到五臟六腑。他好整以暇地邁著輕鬆的步伐，欣賞不時現蹤的百合花。

晚上八點，排雲山莊準時陷入一片漆黑。

恍惚間，一陣高亢的呼喊聲，劉文成覺得好像才睡著而已，上下鋪的寢室中瀰漫著濃厚睡意、期待、緊張的混亂氣息，而凌晨一點半時掉到只剩下五、六度的氣溫卻讓劉文成直打哆嗦，原本堅定的意念面臨立即的無情打擊。

跟著大家的節奏，吃完簡單的早餐後，兩點半從排雲山莊出發攻頂。只有兩公里多呢，劉文成拉緊衣領、縮短頸子，想著撐一下就能過關吧。

只是，未曾經歷的海拔高度、強勢撲至的寒風、沁骨的低溫帶來冷冽、頭痛、耳鳴、噁心的感受，正不斷放大身為人的渺小。在攻頂前的最後一小段路，右邊是向前綿延的粗大鐵鍊，腳下踩著千萬年來風化的碎石塊，微明中陡降的山坡，不能有絲毫大意。劉文成邁開大量乳酸堆積的雙腳，呼吸著微薄的空氣，走一步算一步地往近在眼前，卻好似難以企及的主峰前行。

兩個小時後，劉文成登上玉山主峰頂，足足有三九五二公尺高呢！他覺得怎麼那麼冷，和隊友相互依靠著取暖。腳下的雲海波瀾壯闊，總易讓人胸懷壯志，劉文成和主峰石碑合照時，在牙齒吱吱作響裡覺得好高興，更想起遠在雲林的瑩慧，那個在高中時，靠著每天跑操場練體力來征服玉山的女生。

沒多久，完成二專學業的劉文成跑去當陸軍，偶爾，靠著寫信給瑩慧抒發悵然若失的鬱悶；而瑩慧則在工作之餘考上臺中的二專，過著每週一到五工作、週六上課的忙碌生活。但她的蓄電量總不虞匱乏，在上課的背包裡帶著上山下海的行頭，一下課就趕車到嘉義和山友夥伴們會合，爬山、踏青，有時則是輕鬆的聚餐，雖然，現在身邊少了最配合的夥伴劉文成。

瑩慧在高商畢業後做了半年的人事工作後，就讓家人下了最後通牒，乖乖地進到姑姑的會計事務所上班。關於她堅持去讀二專的原因，並無關於工作，她就是不想輸給劉文成。

4 努力到最後一刻，不能放棄

「妳，妳有回來？」劉文成不抱希望的打電話到瑩慧的家裡，想不到竟能聽到久違了，依舊熟悉的直爽語調。

「我一直都住在家裡，不然該去哪裡呀。」幾個月不見，瑩慧聽不懂這男生到底怎麼了，覺得聲音好冷、沒精神，一點也不像他。

「妳住在家裡？怎麼結婚還住在家裡？」劉文成覺得好困惑，之前打電話去，瑩慧的媽媽明明說她已經結婚了。

「我結婚了？那你為什麼還打電話來？」瑩慧開始作弄起他。

「喔，就是，我，想問問妳，如果有回來，想聽聽妳的聲音。」

「我沒結婚啦，誰跟你說我結婚的？」

「真的喔！就幾個月前從營區打電話給妳，是妳媽媽接的，她就說妳已經結婚了。」劉文成拉高了語調，垂喪許久的心又重新活過來。

「天呀，一定是我媽聽成要找『瑩藍』，才會說已經結婚不在家了。」瑩慧笑個不停，覺得這男生也太誇張了，怎麼可能結婚卻什麼都不說呢。

「唉，我就覺得好難過，然後開始抽菸。」

「欸，我不喜歡男生抽菸喔！」

「好好好，那我就不抽了。」

掛上話筒，劉文成身後還有一堆流露出企盼眼神、等著打電話的阿兵哥。他的心從谷底翻升，一路邊跑邊跳地回寢室。

真的太驚險。還好，還好有厚著臉皮打電話給瑩慧，不然就太冤枉了。就算瑩慧始終把自己當成朋友看待，但不努力到最後一刻，說什麼也不能放棄呀。

5 以結婚為前提的交往

好不容易熬完兩年的兵役，劉文成的身型變得更加結實，二專電機相關的學歷讓他很快找到符合專長又喜歡的工作。

這家公司主要承包中洋工業區內一家大型塑化工廠的配電工程，劉文成在那兒負責電機的配電、維護設備。由於公司在臺灣各地都有承包業務，他常得上臺北去支援，就因為他年輕，個性又好說話，有時瑩慧多少唸他幾句，別那麼好欺負，要爭取自己應該有的權益，不要讓同事老是把事情推給他做。只是，文成覺得沒關係，反正，有事做一做就沒事了。

一週六天，即使週六都要工作竟日的劉文成難得回雲林。他獨自在新港租房子。生活上需要什麼用品時，他就近到租屋附近的便利商店採買。年紀輕，又一副好相處的模樣，就這麼讓在超商服務的女生看上，還寫信向他表白。

「對了，你現在有對象嗎？」瑩慧下班後打電話給劉文成。

「怎麼可能，沒有啦。」劉文成覺得訝異，怎麼突然這麼問呢。

「那超商的女店員不是有寫信給你？」瑩慧可不想變成破壞別人的第三者。

「沒有啦，我沒有喜歡她，就是去買東西而已。」劉文成頭搖個不停，就怕瑩慧誤會。

「這樣呀，那，我今年二十六歲，還沒有交往對象，不然，你考慮一下，讓我們交往看看吧。」瑩慧平平淡淡的建議著。

劉文成在電話那頭呵呵地笑著。心中一直盼望著卻不敢魯莽跨越的那條界線，竟然毫無預警的出現突破的機會，他當下一個字也出不了口。

沒等電話那頭的男生多說什麼，瑩慧掛上電話。其實，都認識八年了，他大概也講不出什麼特別的話。這些年來一直沒把他當成交往的對象，但瑩慧想了又想，覺得他個性比較穩定，尤其對她很好，尊重她講的話、做的每一個決定，終究是可以託付終身的對象呢，不然，怎麼每個朋友老是說文成很不錯喔。

通過電話的那個週末晚上，劉文成下午五點打卡下班，頭也不回地趕著回家。

他用力洗去工作殘留的氣味與一週的疲憊，然後，騎著摩托車到瑩慧家。兩個人再次碰面，去雲科大的校園閒逛，然後去斗六夜市吃東西，一如往常。但他們心裡很明白，現在可是以結婚為前提的交往。

接下來的日子裡，劉文成每個週六傍晚下班、回家、約會。

有時，想著從醫院的第一次相遇、頂著烈日騎摩托車遠征溪頭、忍受著刺骨寒風往埔里跑、在湍急的秀姑巒溪泛舟、終於登上玉山主峰讓自己不再只是個旁聽者。當然，還有那通誤以為瑩慧結婚的電話，讓他足足難過了一百多天，甚至，抽菸解憂愁，每一個酸甜苦辣的記憶成為努力工作、耐心等待的養分。

「欸，你不要再送我禮物，把錢省下來啦。」

自從認定彼此後，瑩慧最受不了的，是他把省吃儉用攢下的錢拿去買禮物。上一次是送花，真不知道呆呆的他是去哪裡學來的招式，難道不知道等過兩天花謝了，只會想趕快丟掉，什麼都沒留下來。沒多久，文成竟然改送懷錶，看起來就不便宜呢！

「不然，你不要買禮物，都折成現金給我好了！」

好像說什麼都不管用，瑩慧順口說了氣話，想不到劉文成就這麼聽進心裡面。趁著瑩慧出國玩的前一個週末，他送來一個裝棉花棒的圓形小盒子。瑩慧狐疑地望著盒子，抬起頭注視著他，心想倒要看看這個人又做了什麼奇怪的事。

瑩慧打開盒蓋，裡面塞著紅色的，欸，拿出來才確定是個捲成一團的紅包袋，摸起來厚厚的。劉文成終於變得務實，包了一萬兩千元要給女朋友出國用。

天呀，這是劉文成式讓人摸不著頭緒的溫柔，瑩慧覺得，好傻眼，但心裡有股莫名的暖。

6 關於結婚，該怎麼說

文成是甲級的電匠，瑩慧的專長是會計，終於認定了彼此，是可以牽手一輩子的伴。但瑩慧習慣獨立生活，更愛在假日四處趴趴走，對於結婚這件事，始終沒成為必要的選項。至於劉文成，總是默默地守候著，能夠每個禮拜看到她，散散步、吃吃東西，也很好。關於結婚，該怎麼和瑩慧說呢？

「對了，家裡面說，我們都已經二十八歲，是不是，該結婚了？」劉文成試探地問。

「喔？」瑩慧聽著。認識這男生十年了，像一轉眼，要和他一起變老嗎？

「長輩說，二十九歲，有『九』比較不好。」劉文成還提到，如果等到三十歲才結婚，女生這樣的年紀算多了，應該趕快結了。

真的嗎？三十歲就算老喔。瑩慧想著，既然已經和他交往了，也許，不應該再浪費他的時間。

「對了，先說喔，如果結婚，我只要生一個小孩。」

「是喔？」

第二篇

徬徨人生路

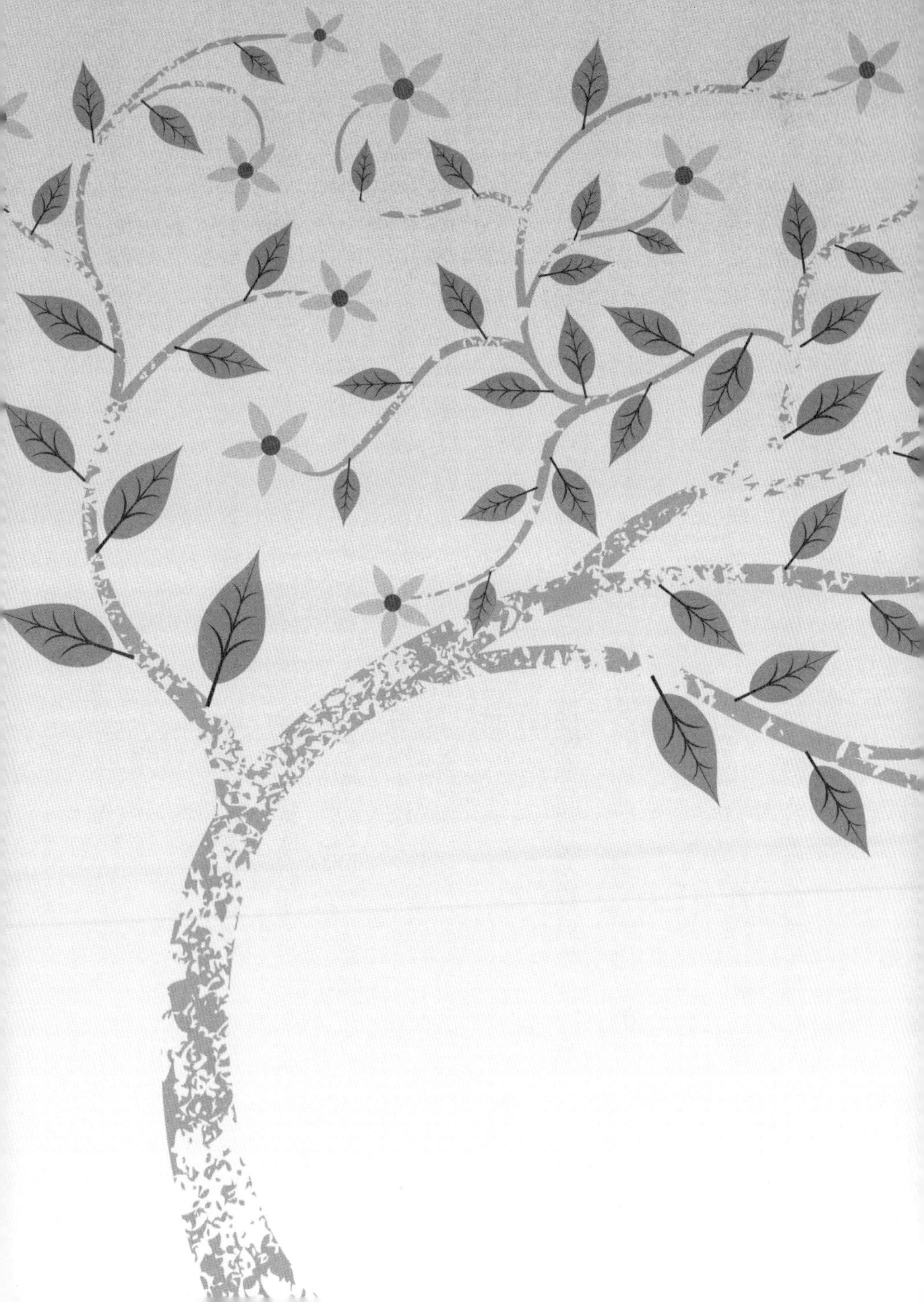

1 夜哭不停的小男嬰

「寶貝怎麼了？」劉文成對著瑩慧的肚子，溫柔地說著、望著。

「欸，你以前不是只喜歡我？」瑩慧肚裡像藏顆大氣球般。

「是喔，呵呵。」劉文成從下班進門後，總算把眼神放回到老婆臉上。

「到底是比較喜歡我？還是寶貝？」她不打算停止作弄。

「我就，一半、一半啦。」

「那是一人切一半囉！」

看在劉文成體貼的份上，瑩慧不再追問。他總在問候完寶貝後，問她想吃些什麼？像是她最愛吃煮的玉米，彈牙耐嚼的那種，劉文成再累都會跑去買回家。

在國慶的結婚熱門月份裡，劉文成總算完成十年的愛情長跑，和瑩慧修成正果。雖然買了新房子，但還是先住在文成家裡。懷孕沒讓瑩慧吃太多苦頭，只有偶爾的想吐感覺，但她和劉文成討論過幾次，決定只生一個孩子就好。

出生在一個孩子多的家庭裡，劉文成看到小孩就覺得開心，老是看著別人的小孩說好可愛、好乖，所以對於自己即將出生的孩子，滿滿的父愛簡直快淹到頭頂了。但喜歡自由自在的瑩慧可不這麼想，總覺得小孩好吵，每次朋友嚷著要她抱抱可愛的小孩，她都不願輕易就範。

不過，既然決定要為劉文成生個小孩，瑩慧下定決心要好好的生下來、用心的把孩子養大，更期望這個孩子長大以後能有自己的夢想，過自己想過的生活。

十一月的尋常秋日寧靜午後，瑩慧忍著肚子的劇烈疼痛，一次又一次的試著調整呼吸、出力，彷彿，就在氣力用盡的那一瞬間，孩子清亮的哭聲劃破產房緊繃的氣氛，伴隨而來的是醫師和護理同仁的祝福，大家的臉上充滿著笑容。

「好可愛！」文成在醫院嬰兒室看到才出生的彥均，笑得合不攏嘴，對著剛來報到的寶寶忘情的讚歎著。

只是，接下來的日子，這對新手爸媽找不到孩子哭聲的開關。在白天裡安睡如天使的彥均，到夜裡就開始放聲大哭。換完尿布、餵了牛奶，不管如何安撫，這孩子還是哭個不停，常常直到夜色翻轉，才肯罷休。瑩慧月子坐得不安穩，疼愛孩子的劉文成忍耐著睡眠不足，依然為這個家努力工作。

眼看著瑩慧就快坐完月子，但彥均繼續做夜啼郎。

牆上時鐘的短針走得緩慢，不覺中已跨越一道又一道刻痕，窗外的蟲鳴聲格外清晰。文成在深夜裡抱著孩子在屋內四處走了許久，當低頭一探，寶寶眼皮緊閉著，正在他胸膛前上下均勻的呼吸起伏著。文成躡手躡腳地試著把寶寶放回床上，只是不消幾秒鐘的光景，這孩子像被什麼驚醒般，張大嘴哭了起來。

儘管劉文成不喜歡人家去算命、收驚這類的事，但瑩慧實在想不到還有什麼方法沒用過。只是不管找來很乖的小朋友衣服，或是幫彥均收驚，依然不見效果，每到夜幕低垂，這家人又得進入備戰狀態，連阿公阿嬤都被波及。

在農曆年前，文成大概也宣告投降的問瑩慧，要不要帶小孩去收驚？瑩慧只覺得好笑，但始終讓她覺得納悶的是，為什麼自己會生個這麼愛哭的孩子？

當到一月的產假結束，回歸會計工作的瑩慧遇上忙碌的時期，休息許久又加上沒能好好休息，她只得拜託保母全天候帶小孩到三月，心裡當然更盼著保母或許有辦法改善孩子夜哭的問題。

劉文成和瑩慧每天下班後就去看小孩。只是，才過了一個禮拜，保母再也受不了彥均的哭功，說什麼都只願意帶白天帶，其餘免談。

2 拉向絕境的考驗出現

在家裡排行老大的瑩慧，凡事都是自己作主決定，練就一身獨立的性格，想登上玉山，就每天認分的在下課後練跑，終於從肉腳變勇腳。在選擇人生伴侶時，她在認定後，主動向文成提出以結婚為前提的交往。只是，踏入婚姻後才發現，凡事都輪不到媳婦作主。結婚後就住進文成爸媽家，瑩慧很快就嗅到這樣的氣氛，也做個安分的媳婦，唯獨，搬新家這件事，她不想退讓，既然要成家，她想像著就該有自己可以好好經營的家才對。

儘管婆婆唸著：「什麼事情都沒和我商量。」這對夫婦照計畫在三月間，搬進位於隔壁庄的新房子。這是一處臺糖公司的大型建案，在周邊田園風光中矗立起許多棟樓仔厝組成的社區。他們買在頂樓的四樓，雖然沒電梯可搭，上、下都得爬樓梯，尤其在搬家、佈置時讓人疲累不堪，但想到能擁有自己的天地，心情就格外的歡喜，不過，眼前還是有寶寶愛哭的老問題。

「也許，換個環境，一切都會變好吧。」

三十而立，對未來滿懷期待的瑩慧，和劉文成一起努力的工作存錢，希望慢慢長大的寶寶不要再那麼會哭，更盼望很快地，一家三口可以一起去遊玩、爬山、出國。

那天是搬進新家一個多月後，月曆的一角寫著農曆四月初一。文成五點下班就趕著從新港騎車回斗六，吃過晚飯、逗逗寶寶後，獨自出門去附近的媽祖廟拜拜。因為彥均才六個月大，瑩慧得留在家裡照顧孩子。劉文成想著，求媽祖保佑一家平安、健康，孩子好照顧。

瑩慧在事務所和成堆的數字奮鬥了一整天，拿下眼鏡，揉揉眼。她哄著寶寶，真想和孩子商量一下，今天晚上能不能好好睡覺，讓爸爸媽媽明天有好精神上班。

文成家裡信奉一貫道，在交往時曾問過瑩慧，如果他以後也開始吃素，是否還願意繼續交往。記得那時也沒怎麼回答他。倒是，晚飯後交代他出門拜拜要小心安全好像過了滿久了，怎麼還沒回來，瑩慧嘀咕著，明天還要上班呢。

「文成，他……他，發生車禍，在雲林醫院急診室，妳趕快來。」

瑩慧聽著話筒那頭小叔緊張無措的聲音，抬頭看看牆上的時鐘，長針和短針正好形成直角，九點了，原來文成出門已經過這麼久。在思緒被莫名、擔憂淹沒之前，瑩慧打電話給姑姑來家裡幫忙顧孩子，然後騎著車，幾分鐘內就趕到醫院。

從漆黑的夜色裡走進燈火通明的急診室，迎面而來的是一個個面容疲憊、憂慮的陌生人，耳邊充斥著病床上傳來難受、疼痛的呼喊聲。瑩慧和服務臺確認劉文成的位置，想要用力地往裡面跑，卻覺得腳上有千斤重。

此時，考驗正悄悄迎來，毫無準備的瑩慧被硬生生拉向絕境的邊緣，措手不及。

躺在狹窄病床上的劉文成，雙眼緊緊的閉著。瑩慧呼喊他的名字，得不到一絲回應。拉拉他的手、腳，終於有些反射動作出來，應該還有意識吧，這一刻，瑩慧只願往好的地方想。她仔細看著文成，除了左邊的手和膝蓋有些擦傷的痕跡，到底發生什麼事，撞到哪裡了？怎麼一直都醒不過來？怎麼叫都叫不醒。

「剛才幫他做電腦斷層發現，左腦受到嚴重撞擊，顱內正不斷出血。」醫師走近床邊。

「顱內正不斷出血？」瑩慧努力地從記憶裡尋找對這句話的認知，卻無從思考起。

「我們醫院現在的設備，沒有辦法幫病人開刀，你們要決定趕快轉院。看看要去嘉基或是彰化、臺中？恐怕送不到臺中那麼遠。」醫師沒給瑩慧反應的時間。

「送秀傳，趕快轉送吧！」瑩慧毫不遲疑。在這樣緊急的狀況下，除了自己，趕來的家人們又有誰敢做決定呢？而再不趕快決定轉院，文成一定會有生命危險。

等待著救護車，瑩慧不斷呼喚著文成，如果下一秒就睜開眼睛，該有多好。其實，醫師說的顱內出血什麼的那些症狀，她根本沒有辦法形成具體的概念，頭裡面正在出血，一定很嚴重，但會造成什麼結果呢？文成現在到底有多嚴重呢？一堆的問號，親人們一雙雙擔憂、無助的眼神，總是獨立、為自己作主的她也慌了。

還沒能離開急診室，負責處理的警察也來了。他說接到一名男士指稱劉文成騎車撞到他，到醫院檢查有輕微的腦震盪。瑩慧腦袋亂哄哄的，還聽到警察大概說了這名男子從高雄來，希望文成的家人能夠趕快賠錢和解，不然以後走司法程序，她就得要到高雄出庭，會很麻煩。

劉文成陷入昏迷，根本沒法還原車禍當時的情況，瑩慧只能請朋友先去幫忙了解，一會兒，救護車來到急診室門口，瑩慧和小叔一起陪著文成趕往彰化秀傳醫院。

當劉文成從手術房送入加護病房觀察時，已是隔天的晚上。醫師動手術取下左側的頭蓋骨，並在右側做腦部積水的引流。

「這是我認識的文成嗎？」依然深沉的昏睡著，整個頭都腫脹起來，包括臉也像吹氣球般變了個人。在手術房外等待時，瑩慧一直不願闔上眼、不斷的祈禱，從接到電話開始這十幾個小時以來的紛亂，總算暫時平靜下來，瑩慧難過地注視著身上佈滿各種管線的劉文成。

「你先生顱內有出血，但手術很順利。」

「醫師，他一直沒有醒過來，怎麼辦？」

「他會好起來，沒關係。」

「對了，醫師，我先生是左腦撞得很嚴重，為什麼不是在左腦這邊做引流呢？」

瑩慧話才說出口，從醫師的反應就知道自己說了不太得體的話。總之，表情變得僵硬的醫師大抵解釋要在哪一邊做引流，當然是醫療專業的考量。瑩慧識趣的對醫師表達感謝，不論如何，至少醫師一再強調文成會復原，這才是最重要的。

劉文成到底怎麼出事、是否有撞到人，因為加油站前沒有監視器，而他又一點記憶都沒了，終究沒有真相大白的一天。後來，瑩慧實在沒有氣力再去處理那名男子的指控，很快地賠了他幾萬元，讓事情告一段落。

瑩慧停下會計工作，這時候，錢變得一點也不重要。還好，夫婦倆省吃儉用的積蓄夠撐一段時間；而文成最疼的寶寶，只能拜託保母勉為其難的全天照顧。瑩慧腦袋裡想的只有把握每天幾回的探病時間。

在加護病房裡，瑩慧幫文成按摩手和腳，才幾天的光景，怎麼變得如此軟弱無力。她不停地和他說著話，那曾經爬過的山、走過的風景區，還有好多地方等著一起去呢！一天、兩天，轉眼間又是新的一週開始，劉文成的昏迷指數始終在三、四之間徘徊。看著動也不動的先生，瑩慧的眼淚滴了再滴，覺得一秒、一分過得好慢、好慢。

婆婆說，都怪妳一直說要搬出老家。瑩慧知道長輩心疼劉文成的傷勢，但不論結果是好或壞，既然決定了，自己就會承擔這一切結果；婆婆還希望瑩慧一定要去工作，不能讓家倒下去。瑩慧的心再也禁不住多一分的打擊。

「妳要想開一點，如果該放手時，也只能放手呀。」

文成住進加護病房快兩週了，瑩慧腦裡盤旋著姑姑前幾天的話，這天，她貼著劉文成的耳邊，輕柔地說話。

「如果放心不下我和孩子，你一定要趕快好起來！」

瑩慧看過別人因為車禍而長期臥床的困境，她期盼文成能趕快好起來，但是，她更不忍心看著文成因為車禍而受苦一輩子，哀求著文成，一定要為這個家努力、加油呀。

3 轉到大林慈濟吧

「醫師，我先生會醒過來嗎？」

「慢慢來、慢慢觀察。受傷需要時間復原，沒有問題的。」

文成從加護病房轉到普通病房好多天了，瑩慧每次問醫師，總是得到差不多的答案，卻沒有更多關於腦部重創的資訊。也許，正如醫師說的，需要時間復原，但等待的時光是如此難熬。

「我先生會好起來嗎？」瑩慧開始四處問神，情況倒是讓她安心許多，每次得到的答案都說文成會醒過來，只是，日夜不停轉換，為什麼文成沒有絲毫醒過來的跡象呢？

終日沉睡的文成，就像個貪睡、忘記醒來的孩子。脖子上有個十元大的氣切口，是車禍後一陣慌亂急救下的痕跡。鼻孔裡垂出一根透明的塑膠管，每天灌入白色的黏稠液體進入文成的身體，維持活下去的基本需求。

陣陣的南風拉開夏季的序幕，白天變得更長了。穿過病房的玻璃窗，六月燦爛的陽光下，每件事物都分外清晰。對數字特別敏銳的瑩慧，心裡惦量著，文成住院四十五天了，看著來幫忙的看護為他翻身、拍背，然後擦澡、換尿布，人還沒醒來，醫院卻開始下逐客令。

因為健保的關係，文成不能繼續待在這裡，醫院要瑩慧得準備辦出院，看看是要轉院或回家。瑩慧說文成身上還有好多管線，氣切、鼻胃管，頭上有引流管，還有，頭蓋骨也還沒有放回去，怎麼帶回家呢？她拜託主治醫師能不能幫忙，醫師說可以先轉去附近的小醫院，但還是繼續吃他開的藥就好。

「趕快轉來大林慈濟吧，這裡有位腦神經外科的醫師，陳金城。」過了幾天，正好有位當兵同梯打電話過來關心文成的情況，他退伍後就到醫院服務。

「那位醫師，好嗎？醫院這麼新，沒問題嗎？」瑩慧聽過這家醫院，應該才啟用不到一年。

「應該沒問題，他已經治療過好多病人。」朋友說。

「可是，我們在彰化的醫院，要怎麼過去大林呢？」

「救護車叫了就能來呀！」

瑩慧回家商量，也問過幾位好朋友，結果被潑了好多冷水。「這家是新醫院，有誰了解嗎？真的有辦法治療文成這麼嚴重的情況嗎？」「妳聽過這家醫院嗎？都不知道這家醫院怎麼樣，妳還要去？」

曾經，算命先生說文成住院的方位不對，難怪人不會有起色。瑩慧隔天就拜託醫院幫忙轉病房，結果讓家人找不到文成，惹得眾人生氣，而文成依然故我，像尊如如不動的佛像，臥看眼前人物流轉。她就是已經想不到還能怎麼辦，反正只要聽到是對文成好的，說什麼也得試試看。她也知道，當人遇到逆境時，相由心生，這時候怎麼算也不會算出好的命運吧。

「妳聽過這家醫院嗎？」彷彿，又是一次決定勝、敗的抉擇，只是，這回看不到抵達終點的方向。但當文成還有一口氣在，瑩慧只能繼續撐下去，沒有人敢做決定，但是難道要不努力就坐以待斃嗎？那可不是瑩慧的個性。

突然，瑩慧想起來一件事。

她記得，那是文成剛開完刀後去算的命。那位先生說，文成要往南走比較有利，而且，等農曆四月過後就會好轉。農曆四月？天呀，今年正好是閏四月，那代表文成得要兩個月的時間才會轉好呢，那不就是最近這幾天嗎？

瑩慧終於下了決定。也許冥冥之中自有定數，她趕著向醫院申請好文成的X光、電腦斷層資料，早上叫了救護車送文成往大林慈濟去，這一天是農曆四月十六，恰好是農曆五月的第一天，和算命先生說的兩個月時間，不謀而合。

救護車的警笛聲突然安靜下來，經過一座陸橋後，瑩慧從車窗外看見一棟十幾層樓高的灰色建築，襯著身後的藍天，覺得很樸素的地方；只是周遭的樹木看起來稀稀落落的，果然是家新的醫院呀。車子轉進急診室旁的車道，一停下來，隨即有警衛拉開後車廂的門，例落地拉出擔架，把文成換到另一張醫院的推床上後，往急診大門推去。

「這位太太，妳先生的情況應該送去療養院。」

瑩慧滿懷期待的遞給醫師文成的檢查資料，卻馬上被潑上一大盆冷水。這位醫師一定覺得文成已經治療得差不多了，不該再送急診，但瑩慧知道自己得耐住性子，臨機應變，她可沒有本錢放棄任何一絲希望。

「可是，我聽說陳醫師人很好，我還沒有看到他呢！」

「陳醫師在開刀房，沒有辦法過來啦。」

「至少，至少幫我先生做個檢查，拍個片子。」

「不可以、不可以，一定要送出去。」

急診醫師大概嗅出瑩慧想要拖延的戰術，說什麼也不答應。而瑩慧聽一旁的人說每星期四是陳醫師的開刀日，只是，現在要放棄嗎？如果離開大林，還有哪裡可以去呢？她實在無法想像。

「醫師，拜託一下，我們還沒有看到陳醫師。」

「等門診再來啦。」

「不然，醫師，有什麼方法可以讓陳醫師看看就好，看完，我們再回去。」

「這位太太，不行啦。」

「除非陳醫師叫我們回去，我們根本就還沒看過陳醫師。」

那位醫師轉身離開文成的病床，瑩慧呆坐著，腦空空地，誰能告訴她下一步呢？

等了一會兒，突然有穿著藍色輸送制服的人過來，推著文成的床去電腦斷層檢查室。到了中午過後，文成被送上病房。從早上折騰好久才驚險地上到病房，瑩慧總算鬆了一口氣。

看著陽光斜灑進房內，如果文成只是在睡午覺，等睡飽了就會自然醒來該有多好，從車禍後到現在，每天睜開眼都在幻想著同樣的奇蹟。而現在，瑩慧期待素未謀面的陳醫師，能幫文成從老天那多要些回來。畢竟，他願意收文成住院，一定會有辦法才對呀。

4 陳金城醫師說：應該有機會

開刀竟日，陳金城醫師踩著疲憊的步伐現身在文成的病房，讓瑩慧第一次看到朋友口中說的陳醫師。頂著七分頭，隱約看到有華髮初生的蹤影，酷酷的表情，是不是不愛笑呢？倒是一雙眼睛炯炯有神的，感覺很有把握的氣勢。

其實，就在這幾天光景，陳醫師正準備迎接第一個寶寶的報到。不過，大林慈濟醫院啟業還不滿一年，位在嘉義的農業小鎮，除了醫院這棟顯眼的建築外，難有任何讓人印象深刻的景致。

稻田、竹林、果園，綠意盎然的小鎮上沒有百貨公司、電影院、大型量販店，也沒有城市裡常見的連鎖咖啡廳、餐館，更別提培育下一代的明星學校。縱橫於鎮外川流不息的臺一線、高速公路，網不住太多願意服務的醫師，而醫院裡的腦神經外科，只有陳金城一個人，看診、開刀、夜間與假日值班，都得靠他自己撐著。

「引流管做在右邊，看起來，引流的功能不良，必須開刀在左邊裝引流管，如果不處理，妳很快就會來找我。」陳金城研究過檢查資料，傷得很重，但該有機會幫些忙。

「好。那，文成他會醒來嗎？」瑩慧曾納悶過引流管的位置，但兩個月過去了，文成能否醒來才是讓她最揪心的。

「會吧，他是傷到語言區，不會講話。另外，運動神經也傷到，像是中風一樣，右半邊手腳無力，需要長期的復健。」

「天啊，他以後不會講話嗎？」瑩慧訝異地張大了嘴，從沒聽過這答案，彰化的醫師總是說沒問題、再觀察。

「等醒過來要努力復健，有些功能會慢慢好起來。還有，建議順便把頭蓋骨補起來，復健效果會比較好。」

「我想，是不是先做引流管就好。有朋友和我說太早補起來好像不太好，怕會再需要拿掉。」

陳醫師點點頭，就順著瑩慧的意見，沒再多說什麼。

瑩慧覺得掙扎，才第一次看到這位醫師，真的不敢冒太大的風險，只好對陳醫師編理由，但這樣真的比較好嗎？她也不知道。

頹坐在陪病床上，玻璃窗外的天空不知何時換成一片深藍，瑩慧迎接又一個夜晚到來，明天，感覺起來更有希望些。回想著陳金城醫師解釋文成的病情，覺得他講話的語調很明確，帶著一些臺語的音韻，聽起來，不像外表那般難親近，但他講話真的好直接，一點都不拐彎抹角，文成「以後不會講話」這樣的答案，算不算是更大的打擊。只是，從文成受傷到現在，像墜入迷霧中的瑩慧總算對傷勢、未來，有了清楚的輪廓，那一關又一關的考驗，竟是如此真實的存在。

隔天早上，醫院的輸送阿姨一早就來推文成到二樓的開刀房。再回到病房時，頭上多了紗布，人，沉沉的睡著。

終日沉悶的病房裡，除了護理人員定時來幫文成量體溫、血壓，或是，偶而有穿著黃色背心的志工穿梭問候所揚起的聲響，便又回到一片安靜，連自己的心跳都分外清晰。瑩慧精神恍惚中感覺到病床上有些騷動。「怎麼可能？」她抬頭看，驚喜若狂地喊著。

文成睜開右眼，緩緩仰起頭，用左手撐著床面，掙扎著要坐起身來。少了右手的力氣，身體不斷歪向一邊。瑩慧跳下陪病床穩住他的背，淚水湧滿了視線。

「文成？」

「文成？」

「劉文成？」

瑩慧試著呼喚，但文成就像是聽不到聲音，對她的呼喚沒有任何反應。只看他頭也不轉的注視前方，那眼神裡沒有絲毫專注，像是失去了焦距，迷惘、呆滯、失神地，瑩慧心裡湧上一股說不清楚的悵然無助。盼了六十幾天醒過來的先生，那歡喜的心情只停留了幾秒鐘，隨即讓左眼緊閉、不會說話、面容甚至認不得人的變局，攪得焦慮、失序。

「陳醫師，文成現在憨憨的。好像不認識任何人。」瑩慧覺得這次等醫師查房，等了好久。

「嗯，手術很順利，現在只能慢慢來，妳得要有耐心。」陳醫師倒是依然自在地回應著。

每次看陳醫師拘謹的神色中，卻有讓人想信任的氣息。「唉，人就是這麼貪心。」瑩慧自責起來。一開始總是盼著文成能醒過來該有多好，現在呢，不是醒了嗎？卻又開始希望他能變得更好。

「氣切那邊的癒合情況不太好。對了，過幾天可以考慮拿掉他的鼻胃管和氣切，沒有那麼嚴重啦。」

「是喔，唉，那時大概很緊急吧，命能揀回來就好。」

瑩慧只能傻笑著。也許在那時候，幫忙急救的醫師沒預期能救回這個病人吧，那氣切足足有個十元硬幣那麼大。

5 醒來後的遺忘

引流手術幾天後，文成身上的管線被移除地一條不剩，只是，接著又來了一記變化球。

面對著不認識人、嘴裡發不出聲音、沒有表達能力的文成，瑩慧得擬定適當的照顧策略。她每兩個小時就帶著文成拄著四腳的助行器，一步又一步往病房的廁所移動，讓他習慣定時排尿。還好，文成保持著車禍前的好個性，安靜地任瑩慧擺佈。

擔心文成吞嚥時容易嗆到，瑩慧準備比較軟，或是湯品這一類的食物，點心以布丁為主。只是，她特別燉上能讓文成恢復快些的補品，當食物送到嘴邊，文成卻說什麼也不吃。

「怎麼你連我都不認識，還挑食喔？」一番折騰後，瑩慧才發現文成不願意吃葷食，難道車禍中猛烈的撞擊，連飲食習慣都改變？偶而，瑩慧擔心他營養不夠，對復原有影響，就故意把葷食摻入食物中，文成就是有辦法察覺出來，嘟起嘴，根本不肯吃。

住院第十四天，展開瑩慧期待的復健課程，一大早做語言治療，下午做物理和職能治療。她期待著眼前這位「陌生」的另一半，能像引流後奇蹟式的甦醒過來，又開始會講話，尤其，得認識他最愛的家人、小孩。

復健一週以來，瑩慧就算閉上眼也可以走到感恩樓的治療區。推著文成搭電梯直下二樓，經過長長的廊道，有時燈光輝煌，有時昏黃不明，最期待經過會議室旁，連接兩棟醫療大樓的空中走廊，那時會有清晨的陽光從綿延的玻璃窗照射進來，讓整個人暖洋洋的，沉寂整晚的晦澀心靈又得以重新甦醒。

直走到底、右轉幾公尺來到語言治療室區，文成大概是這裡最年長的學生，看過去都是小孩子，甚至，還不太會走路。每天早上的語言治療持續半個鐘頭。治療師教完吞嚥後，用圖卡、字卡與實物，配合著，讓文成跟著說，一次、兩次地反覆練習。

治療師透過聲音口令與動作示範，引導著文成。張口、閉口、緊閉；嘟嘴、翹嘴、抿嘴；讓舌頭上下左右的扭動、放在上下排牙齒間。就像一場臉部的運動操，期盼改善肌肉控制問題，讓文成能正常的構音。

文成像個學習緩慢的孩子，一直在原地轉呀轉地，像是要脫離那桎梏的圈圈一點點，卻又轉了回去。車禍中劇烈的撞擊重創他的前額葉，讓理解語言和啟動說出語言的功能受損，就算能理解治療師所說的，也無法像往常般說出口，甚至可能是無法理解，就更說不出口。

回到病房，瑩慧心想文成不會講話沒關係，她在紙上寫字讓文成學，但總得到迷惘的眼神；拿筆讓文成學寫字，右撇子的他連握筆都沒力氣。瑩慧很擔心文成以後還有辦法恢復嗎？到底是傷到不能講話，還是，他不知道自己可以講話？

不能灰心、不能放棄，瑩慧告訴自己，現在才剛起跑呢！就像高職時為攀登玉山的準備，每天下課後繞著操場跑到雙腿發軟，但心中登上主峰的期盼卻愈來愈澎湃。

中午休息過後，文成到感恩樓一樓的復健科報到，繼續和紅豆、綠豆大鬥法。他拿著筷子，試著把紅、綠混雜的豆子夾到各自的容器裡，只是靈敏度變得很差，根本拿圓滾滾的豆子沒轍，若不是夾不起來，不然，就是費力到額頭冒汗，好不容易夾起來，又應聲落回盤裡。

瑩慧看到有些出車禍、中風的病人，在復健時疼痛的哀聲不斷，賭氣說不要做了；有的人變得很消沉，對復健功課顯得意興闌珊。瑩慧猜想，也許是長時間的努力效果不明顯，或是有其他家庭、工作的原因吧。這時候，她倒是開始慶幸著，還好文成受傷後變得傻傻的，叫他做什麼，他都好，沒半點意見，也從不見他哀聲嘆氣的，這麼一天又一天地持續復健，雖然仍不夠靈巧的右手對撿豆子沒轍，但透過其他的復健，讓文成原本無力動彈的右手、右腳，變得有力氣許多。

除了復健，腦筋始終轉個不停的瑩慧想著要如何幫文成。她向醫院請假，興沖沖地開車帶著文成到斗六的保母家。當看保母抱著六個月大的彥均出來時，文成還是一號的木然表情。他到底在想些什麼？在瑩慧懷孕時，文成下班回到家第一件事就是對著肚子裡的寶寶說話，當孩子出生後在夜晚哭個不停時，他總是以無比的耐心呵護著孩子。那個文成到底跑到哪裡去了？

一個人沒辦法表達自己的情緒、想說什麼都說不出來，那有多麼難受呢？瑩慧一點都不願去想像。

有天，瑩慧趁著文成休息的空檔，開車回到家裡四處尋覓，把一家人出遊、彥均的可愛照片湊滿了一整本。匆匆關上的大門，跳上車，加速駛離這個還不太熟悉的新家。

回到醫院，瑩慧把相簿當成是喚醒回憶的課本，仔細地為文成訴說每一張照片的來龍去脈。「這是彥均、是你可愛的兒子喔、想起來了嗎？」

有時，多遇上幾次挫折，就能累積出多一些承受的能力。引流手術就要滿一個月了，文成依然認不得人，只能跟著大家說出簡單的一個字、兩個字。這一刻看似認得的字，下一秒就投向名叫忘記的大海裡。

6 新手爸爸的心情

那是劉文成住院第十天的正午時分，陳金城醫師看完門診最後一位病人，閃身出診間。他快步地從訪客電梯旁的樓梯，一路不停地奔向五樓。

陳金城早上出門看診前，已經懷孕十個月的恬儀突然破水。他先送妻子到五樓婦產科的產房待產，在護理同仁遞來的需要時可剖腹的同意書上簽名後，就走下樓到腦神經外科的診間看診。雖然是經過三年辛苦努力才盼來的結晶，但心裡掛念歸掛念，總得先履行和病人的約定。

「妳的家人呢？怎麼沒來陪妳？」早已習慣另一半以工作優先的恬儀，獨自在待產區的床上面對醫療志工關心的疑問，她沒表明自己是醫師的太太，努力擠出些笑容說：「正在忙，等下就來了。」

恬儀吃完早餐才發現破水，雖然醫師建議剖腹比較安全，但開刀需要禁食的時間不夠長，是要等到中午才能進行剖腹產，這樣一來，讓陳醫師避開無法陪產的遺憾。從他老是鎮定的臉上，其實，還真難嗅出心裡面有多焦急。在手術房裡，當婦產科醫師把清潔好的寶寶送到眼前，陳金城雙手捧著三千三百四十五公克的寶寶，輕飄飄的，歡喜的眼睛像那上弦月。

三年前，陳金城是臺大醫院的住院醫師，恬儀則是神經外科加護病房的護理師。一個純樸憨直、另一個貌美機伶，愛神的箭不偏不倚地射中彼此，多一個人扶持的生活從此有了化學變化。只是，滿心期待的寶寶卻遲遲沒來報到，儘管朋友總好心安慰她說，一定是護理工作造成壓力太大的關係，才不容易懷孕。

後來，完成住院醫師訓練的陳金城，渴望回故鄉服務，才能就近照顧向來身體不好的媽媽，以及曾小中風過的父親，而恬儀回彰化的娘家也會方便些。但因緣難求，他先帶著新婚妻子到花蓮慈濟醫院服務，直到隔年得知大林慈濟醫院即將啟用的消息後，在外多年的遊子終能返鄉。

不過，回家的歡喜中，隨即面臨的大考驗是，在剛啟業的大林慈濟醫院，只有他這麼一位神經外科醫師，看診、開刀、值班外，還得隨時保持能被聯繫上。或是，必須立刻趕到醫院的急診，或是到加護病房處理病人的狀態。

幸運的是，醫師宿舍與醫院間只有百步之遙。陳金城下班回到宿舍，總是在就寢後依然保持適度的警覺，因為家裡的電話隨時都可能響起，不是急診又來新的病人，就是加護病房有狀況需要處理。一次、兩次、三次……，恬儀在睡夢恍惚中知道先生反覆地起床、去醫院、回來繼續睡覺，然後又接到電話，展開另一次處理病人的循環。因著神經外科的病人的情況總是來得很急，而看起來不愛笑、有些嚴肅的陳醫師又要求當下即時的處置，讓他被加護病房呼叫的情況更加頻繁。

遇到週末、假日來臨，夫妻倆只能開著車在醫院附近的部落、產業道路逛逛。

對恬儀來說，就像展開一次風景秀麗的田園小旅行，而對陳醫師則像觸動心靈的懷舊。那些小時候生長、玩耍、苦樂相伴的記憶重新鮮活起來。「這裡是下埤頭，媽媽是這裡人。」「妳看這裡，是我小時候抓青蛙的地方。」

好幾回，夫妻倆在假日裡去隔壁民雄鄉的餐廳吃飯，熱騰騰的菜剛送上桌，陳醫師的叩機響起，螢幕上跑出醫院捎來的訊息。只好請老闆打包餐點，趕緊回到醫院解決病人的突發狀況。

當文成被救護車送到大林慈濟醫院那天早上，陳醫師正在手術房動刀，聽急診說來了一位不好處理的病人。他趁著下一臺刀的短暫空檔去研究電腦裡的檢查影像，思考著，應該有進一步處理的空間。不然，那位太太都那麼辛苦地把先生從彰化送來了，難道，還有下一家醫院會收他嗎？

儘管忙得不可開交，陳金城沒多思考，決定先收病人住院再說。

還好，終日忙碌的陳金城醫師，家庭生活有恬儀代理補位，有空就到民雄的老家看顧爸爸、媽媽，幫忙整理環境，補充日常生活的用品，讓照顧病人與家庭之間獲得平衡。但回到嘉義沒多久，就發生讓恬儀「錯愕」的事，她怎麼也想不到在東奔西跑的日子裡，忽然發現已經懷孕。

也許因為期待了太久卻屢屢落空，恬儀在錯愕後才逐漸浮現出將為人母的歡喜。她很清楚，公公是入贅到婆婆家，八個孩子裡只有陳金城跟著母親姓，如果第一胎能生個男孩，壓力總是小一些。當幾個月後的產檢知道懷的是男孩後，恬儀覺得如釋重負。

有了寶寶後，恬儀發現家裡又多了個「大孩子」。在醫院忙上整天的陳金城回到家，立刻電力充足地和兒子玩起來。扮鬼臉，發出嘰嘰、咕咕奇怪的聲音，逗得寶寶咯咯、咯咯笑不停。如果讓醫院的同事看到這樣的陳醫師，一定不敢相信自己的眼睛。

幫寶寶洗澡、換尿布，只要陳醫師在家，誰也沒法搶他的工作。

半夜裡，陳醫師除了待命到醫院處理醫療狀況外，當寶寶餓了、哭醒時，他會馬上起床到冰箱取出白天擠好的母奶，加熱到適合的溫度後，再耐心地餵起奶。忙完這一切的他又呼呼睡去，但那緊急的電話，常又不識趣的響起。

每天早上的查房時間，陳醫師看著文成、瑩慧這對等待希望的夫妻，讓他更想要試著去幫助他們度過難關。他知道文成有個頂多半歲的小孩，但不知道該如何確切表達關心，偶而，他會問文成的太太，小孩多大了、有多高呢？

在陳醫師看診的日子裡，恬儀抓準看診時段的尾聲，從宿舍推著娃娃車來到診間外等待。當陳醫師下診後，一家三口慢慢地散步回宿舍，享受著平淡而幸福的時光。

文成和瑩慧，也將有重獲幸福時光的那一天吧。

7 外表酷酷的醫生，有什麼樣的心

「妳的小孩多大了？」

「喔，陳醫師怎麼知道？已經半歲了。」

「小孩的頭圍是多少？」

「喔？」

「小孩身長多少呀？」

「現在呀？我真的不知道。」

來查房的陳醫師，突然興致盎然地問起彥均的種種，卻把瑩慧給問倒了。天呀，瑩慧驚覺原來從文成受傷以後，每天焦頭爛額的，沒時間好好抱抱孩子。到底彥均又大了多少呢？瑩慧被弄得一頭霧水。

只是，為什麼陳醫師這麼有興趣想知道彥均的情況，而且問題可不像一般人在試著表達關心時會問的，有哪位醫師會關心病人孩子的身高或頭圍呢？而且，竟在問起孩子時，看到他嘴角揚起淺淺的弧線，真難得。

面對這位帶給文成重生希望的醫師，每次拉著他問治療的問題，他總是有話直說，不讓人有胡思亂想的機會。他那不太愛笑、酷酷的、給人距離感的外表之下，到底是顆什麼樣的心呢？

終究，瑩慧費心準備那本回憶的相簿沒對文成發揮作用，倒是讓陳醫師在查房後準備轉身時不經意瞥見。之前就隱約聽到這對夫婦有個新生的孩子，現在總算從照片有了具體的輪廓，大大的眼睛、眉清目秀，和自己盼了許久才報到的孩子一樣是男生。

文成在六月八日進手術房動腦部引流手術，十天後，陳醫師的太太在醫院順利生產。當初為了照顧父親從臺北回到嘉義定居，現在有了下一代，陳醫師更確認在故鄉做些什麼的心念。

在腦神經外科的一人科裡，陳金城醫師很快就因為幾次成功的大手術，贏得許多聽來浮誇的封號，像是「神乎其技」之類的讚美，不勝枚舉，在人口老化嚴重的雲林、嘉義地區，耳語總是傳得特別快。他聽在耳裡，只是徒增莫名的壓力而已。

倒是經常得長期抗戰的開腦手術，從破曉站到夜晚到來，讓陳醫師被封上「鐵人」的名號，則顯得貼切些。一個科暫時招募不到其他醫師的困窘，讓他日復一日的擔起看診、開刀，總是輪他值班的重責。

陳醫師出生在鄉公所列冊的「三級貧戶」家裡，和七個兄弟姐妹非常努力的生活著。儘管父親常要他去賒米回家，但只要一家人能在一起，那些外人看來的辛苦，也沒什麼大不了。經年刻苦、飄搖不定的生活，甚至在高中老師「逼迫」下才到臺大醫學院註冊、辦理助學貸款，然後，逐步完成學業。終於穿起白袍的他，其實，只想盡量去做對病人最好的事，而別人要怎麼評價他，最好的對策就是隨緣。

其實，神經外科最不缺的就是複雜、棘手的個案，那壓力常大得讓他睡不好，但既然睡不著，索性就早點起床去做更充分的準備。許多病人和家屬覺得這醫師怎麼酷酷地，不會說好聽話，但從小的刻苦成長過程讓他更務實在當下的努力。不會甜言蜜語的他總抱持一個重要的觀念，「所有的治療，即使做了再多次，可能遇到的困難都不一樣。」所以每次重大手術前，陳醫師特地再去翻閱各式各樣的神經外科書籍、開刀手術圖譜、文獻、上網查資料。在手術時，該從哪一個角度進去，接下來的步驟是什麼？他都會在腦海中把每一個術式從頭到尾規畫好，就是要想辦法把手術做到最完美的程度。

在為文成做引流手術前的家屬說明時，陳醫師希望一併進行顱骨的修補手術，他評估這樣能讓復健的效果比較好，但瑩慧擔心後續是否因為有狀況而需要再移除，也不好過於勉強。不過，他評估頭部重創的病人本來就需要半年以上的恢復，但適時的補回頭蓋骨，對病人會有更大的幫助。

陳醫師想著下一步，可得想個辦法勸勸文成的太太，儘快同意動修補手術。

8 就是要一個完整的家

「妳的命運就是這樣，但是，總還是操控在自己的手上。」

「妳是做老大的命，就是要做比較多、承擔比較多。」

「妳和妳先生兩個人，不算好，要釋！釋懷以後就會好。」

聽著算命先生的勸，瑩慧心裡好難過，最後在耳邊迴盪的只剩下「釋懷」兩個字。以前會算命的朋友不也說過，說什麼她和文成不適合，但她可不想聽。

文成剛受傷時，婆婆總認為就是堅持要從老家搬出去，才會發生事情。瑩慧被說煩了，回嘴「妳兒子變成這樣是我願意的嗎？對我有好處嗎？」她知道說什麼都對未來沒幫助，但就是一口氣、不甘願的情緒湧了上來，衝動的話就出了口。

隨著文成展開漫漫無期的復健，婆婆告訴瑩慧，要把這個家撐起來，家人們會幫忙照顧。瑩慧聽得很難過，他們就是要她開始去工作賺錢，不能失業。她很清楚如果不工作，以往工作存的錢也會坐吃山空，但這當下，真的很難調適。

文成終於在大林慈濟住院一個月後，再次踏進還沒有太多機會熟悉的新家。受傷前的他，每天下班後就趕著回家看寶寶；而現在，他得靠助行器再加上瑩慧的攙扶，一步步小心翼翼地爬上四樓，使上比以前多好多倍的時間，才能再次踏進家門。將近一百天裡，他從鬼門關前走了一遭，家人懸在半空中的心，總算在度過最艱難的考驗下，稍稍放下。

「這是我們家喔！」瑩慧拉高音調，比起幾個月前入厝時有更大的期待。

「喔。」文成像是點點頭，有了一點點反應。

「我是瑩慧！」

「知……道。」

瑩慧寧可相信文成是真的認得這個家，知道眼前的她是誰，不只是習慣有她的存在而已。

也許，忙碌是遺忘的解藥。

瑩慧開始回到姑姑的事務所上班，而文成則讓小叔每天帶去大林慈濟醫院做復健。回復生活的常態後，最高興的應該是彥均的保母，終於能有安寧的夜晚。瑩慧下班後帶彥均回家，張羅晚餐、整理家務，當文成休息後，就到了和彥均鬥法的時候，已經嘗試過所有想得到、能用的方法，這孩子依然在夜裡哭個不停。瑩慧拖著疲憊的身軀，抱著彥均走了又走，明明看他睡得好沉，一碰到床鋪，嘴角開始往下撇，像是開關被啟動，下一秒又放聲大哭。

不能吵到文成的休息，瑩慧買了搖床放在客廳長椅旁，哄著彥均睡著後，就放進搖床，用手搖呀搖地，搖到自己也睡著了。家裡一大、一小，各出了不同的功課給瑩慧，她真懷念文成健康時，兩個人一起哄寶寶的時光，就算累得眼睛都睜不開了，但知道身邊永遠有個補位的人。

小叔大概是聽了復健老師的建議，幫家裡常看到、用到的物品做成有文字的圖卡。例如電冰箱、電視機，還有陽臺上的花，瑩慧耐心地拿著圖卡比對著客廳的電視機，一次、兩次不厭煩地教著，文成當下記得了，會跟著唸。但常常睡了一晚後，就忘記要怎麼說。瑩慧感覺得到他有進步，但很慢、很慢。總是在腦袋裡翻騰著：「到底是頭腦在車禍時傷到，復原的還不夠好，還是受損了，以後就沒有辦法恢復？」

她要文成抱著彥均坐在客廳，滿心歡喜地拍下重生後的第一張合照。但照片洗出來後，看到的是文成的臉上一點表情變化都沒有，生病的樣子像被刻進容貌裡，眼神呆滯，沒有些許活力。她的眉頭皺得好深、好深。

怎麼覺得，好像和一個陌生人住在一起。一股煩躁、挫敗的情緒像把野火，悄悄地在心底燒起來，發現時，已經燎原難抑。有時情緒一來，瑩慧對著文成放大音量：「怎麼講都不會、記不起來？」在夜裡，一個人難過得大哭，厭惡自己為什麼要對文成大小聲、為什麼經歷過這麼多考驗後，還是看不到未來？

以前看新聞報導有人因為事業失敗積欠許多錢，竟然帶著全家人一起走上絕路，瑩慧覺得為什麼會做出如此殘忍的決定。但現在呢？她想著文成、彥均，如果真的有一天自己想不開、非得走不可時，她要把這兩個人也帶走，因為，怎麼忍心留下他們沒人管。

從十八歲在醫院病房裡的邂逅開始，瑩慧和文成分隔兩地各自為學業、工作忙碌，但就像有條看不見的線綁在彼此身上，隨著時間流轉，這條線的長度愈來愈短。他們一起爬山、溯溪，走訪不同的美景，終於，這條線再也剪不斷。

「到底我想要的是什麼？」轉眼已經十年了，突然，文成變成一位需要重新認識的人，這人生的劇本真不知如何編寫出來。唉，瑩慧終究不是個會一直鑽牛角尖的人。她想著，就是放不下，文成和彥均都是屬於她的責任。「也許，我想要的，就是一個單純的家、完整的家。不管有多少的壓力和疲累，就是撐下去。」

9 進行好久的顱骨修補手術

「陳醫師，文成雖然每天都來醫院復健，但進步很緩慢，覺得他，沒有以前的聰明了。」瑩慧帶文成回診時，一臉化不開的憂愁。

「想想看，文成傷得這麼嚴重，現在已經很好了，我們得從文成的角度來想，對吧。以我治療過嚴重意外的病人比起來，文成恢復的已經很好了。」陳醫師難得說了好多話。

陳醫師說出自己的想法，讓瑩慧覺得像是被當頭棒喝，像是告誡著，不能再讓那些失望、不解的念頭沒來由地盤據，不然，那苦的感受，只會變得更苦。她嘆了口氣，這醫師不只救了文成，也順道拉她一把，從幽谷中探出頭來，看見不同的風光。

從文成的角度來看？他可是好不容易又獲得重新開始的機會，每天那麼努力地復健、學習認字，也沒看他表現出疲累、不耐煩。而且，他的身體變得結實，行動也正常許多，這都是在他兩個多月的昏迷日子裡，不能想像的情況。

曾經，對這位素未謀面的醫師抱著希望，不然，怎會獨排眾議的把文成從彰化轉院到大林，大家都認為這裡只是鄉下的醫院，真的有辦法嗎？當陳醫師最初提出在進行引流手術時一併修補顱骨，瑩慧當時卻猶豫了。經過兩個月的相處下來，壓在她心底那塊無法完全信任的大石頭，終於一塊塊的崩解於無形。

和陳醫師敲定顱骨修補手術的日期，在引流手術的兩個月後。瑩慧從彰化的醫院取回從文成左腦取下的顱骨，但陳醫師評估後搖搖頭，因為骨頭保存的狀況不理想，得要改用人工的進行修補。

文成第三度被推進手術房時那天，瑩慧不敢抱太多希望，但願能讓文成的頭部回復正常的保護就好。

「怎麼還沒出來？」從手術室的大門關上後，瑩慧覺得每一秒、每一分鐘都變得漫長。

一個小時過了，她站起身在門外來回踱步。第二個小時過了，瑩慧腦中不斷閃過不好的念頭，萬一，文成有個三長兩短怎麼辦？

手錶上的短針又往下跑了一格，她只願這樣就好，就算文成認不得人、寫不了字，再也無法分擔家計都沒關係，只要他健康的活著就好，她甘願蠟燭兩頭燒，只要一家人能在一起就好。

手術就要超過四小時，瑩慧的心都快要跳出口，怎麼了嗎？比上次引流手術多了好長的時間。

終於，她看到手術室外電視螢幕上，有文成名字的欄位上出現「恢復室」。沒多久，毗鄰的恢復室大門開啟，瑩慧看見陳醫師一身綠色的手術衣，拿下口罩的他看起來有點累，但眼神依然明亮。

「陳醫師辛苦了，文成現在？」

「開刀很順利，再等他麻藥退吧。」

「覺得，這次開了好久。」

「喔，因為使用人工顱骨，要反反覆覆去修整，才能符合頭骨缺損部位的大小和形狀。現在他的顱內壓力穩定下來，腦部可以正常循環，應該對後續的復健有幫助。」

修補手術沒多久，文成就繼續往常的復健功課，但讓瑩慧喜出望外的是，文成手部的動作恢復神速，復健時再也不用挑紅豆和綠豆。而且，文成也能對家人做出簡單的應答，不再是看起來憨憨的，一副茫然的模樣。

儘管距離正常人對過往的記憶、理解能力，以及表達自己的想法、講話的速度和組織能力都有好大一段距離，但瑩慧學會著急也沒有用，就隨緣吧，文成的任何一點點進步，都如同從老天爺那邊再拿回來，怎能不格外珍惜。

說也奇怪，在夜裡哭個不停的彥均，總算在十個月大時，讓瑩慧能一覺到天亮。

10 多了一個「小孩」

結婚前，瑩慧很坦白的告訴文成，她很怕小孩子吵，以後只生一個就好。喜歡小孩的文成也只好點點頭，尊重瑩慧的決定向來是兩個人在一起的最高原則。只是，現在家裡面有兩個「小孩」。

一個呢，每天到醫院認真的復健，儘管講話沒有特別地進步，但有些記憶回來了，身體也愈來愈健康；另一個則已經慢慢地學會走路、牙牙學語。

文成對過往的自己知道的多些後，每天看著瑩慧進進出出的工作、照顧家庭，老是累得想睡覺，他想要更努力點復健，讓瑩慧不要擔心。他學著去用電腦打字、閱讀報紙，不過，碰上難一點的字就容易卡關，不太能理解字裡行間的意義。為了認字，他辛苦地用注音查字典，只是，辛苦翻了半天，有時會在字海裡迷航。

「在遊戲中學習，訓練小朋友的手眼協調、空間思考與視覺辨別能力……」瑩慧到書店看上一款遊戲拼圖，有各式各樣的交通工具。每一組有兩塊拼圖，上面還有對應的文字。包裝盒上說能在玩耍中鍛鍊成智慧寶寶喔。她心想，這應該很適合彥均和文成。

回到家裡，面對父子這對「學生」，瑩慧拿出輪船圖形的拼圖，彥均試了兩次，就能把兩塊拼圖放入正確的位置。輪到文成時，他皺著眉頭想了又想，始終沒法順利做出正確的決定。瑩慧想著，一定是筆劃太多的「輪船」兩個字讓他陷入左右為難吧。

她早已試著去包容文成的學習曲線，只要提醒自己隨時深呼吸一口，沒什麼大不了的，就平常心看待吧。不然，這世界上還有誰能做他的依靠呢？雖然文成沒能變得更有智慧，但至少，他從來不放棄試著努力。

文成到大林慈濟醫院復健進入第三年，有天，SARS像一場沒來由的風暴，徹底襲捲每座城市、考驗著人與人間的信任，連醫院這道最後防線都面臨崩解。即使這場風暴過了，因為婆婆擔心去醫院實在太危險了，也讓文成的復健宣告結束。

將近一千個日子以來，文成的復健成績讓周遭的親人都灰心了。不論瑩慧如何希望到醫院的行程可以維持下去，至少能維持給文成穩定的刺激，但少了小叔的幫忙，終究需要工作養家的她，想不出非得堅持復健下去的理由。

文成一張開眼，臉上總是帶著笑意，但比起受傷前，變得更安靜。

也許，是因為他心裡想到的，卻說不出口；當努力地說出，一個字、兩個字，老是片片斷斷地組不成完整的句子，旁人實在聽不清楚、猜不透，只有瑩慧能藉著彼此的默契去拼湊大概的樣貌。文成說著、說著，心裡急了，更出不了口，索性，就保持微笑吧。有些苦澀的味道，他只能往肚裡吞。

讓文成待在家裡，瑩慧放不下心，得想著下一步該怎麼走。

「媽媽，媽媽，爸爸睡在地上，怎麼都不起來。」

三歲大的彥均一聽到開大門的鑰匙聲，立刻從客廳跑到前陽臺。瑩慧才進門，看到眼睛噙著淚珠的小孩，覺得納悶。文成怎麼會睡在地上，該不會是逗孩子玩？

彥均指著樓上，瑩慧趕緊爬上二樓。走近浴室時，發現門沒有關上，文成整個人趴臥在磁磚地板上，身體正抽搐而快速地抖動。她衝上前跪坐下來，使勁地把文成翻身平躺，萬一鼻子堵在地上沒呼吸就慘了。天啊，怎麼叫也叫不醒，怎麼會這樣？

「會不會咬到舌頭？」瑩慧腦子裡閃過癲癇發作這個名詞。直覺地伸手想扳開文成的嘴，卻冷不防地被他咬了一口。第一次碰上文成發作，身邊又沒人幫忙，瑩慧告訴自己不能慌，一定有辦法撐過去。「先叫救護車！」

「這位太太，我到附近了，你們要把病人帶下來。」

「大哥，拜託你，我要是有辦法就自己開車去醫院了。我的孩子很小，沒辦法帶我先生下樓。」

「那你們可以有人來路上來攔我的車，這樣比較快。」

「大哥，沒有這樣的人了，只有我和小孩，拜託你，趕快上來。」

救護車司機說不過瑩慧，依著指示爬到四樓，拉起文成的雙手，順勢背上肩。瑩慧則抱起彥均跟在後頭下樓。幾分鐘後，救護車抵達雲林醫院的急診室。

「醫師，我先生一直在抽搐，要怎麼辦？」瑩慧追著醫師，滿臉驚慌的問著。

「喔，平躺就好，不要阻塞到呼吸，慢慢恢復意識就好了。」醫師倒是覺得她未免太過緊張。

醫師幫文成檢查過後，就讓他在留觀區的床上休息。瑩慧把塑膠椅拉近些，讓彥均坐在腿上。周遭滿布著監測儀器的聲響，醫生、護士在身旁來來去去的。偶而，救護車的警笛聲從遠方慢慢地接近。留觀區裡的病床，像停泊在港灣裡的小船，時多、時少。她依稀還記得幾年前，當小叔打電話說文成車禍受傷後，趕忙跑來這裡的景象。那時，醫師說文成撞得很嚴重，只能選擇轉院，而語氣中多少暗示著，這病人的情況很不樂觀了，也許，轉院只不過是盡人事。那天，瑩慧沒待多久，在深夜裡帶著文成搭上救護車往彰化狂奔而去。

「媽媽，妳的頭不要一直撞我。」

恍惚中，瑩慧聽到有孩子的聲音。原來，自己胡思亂想地就打起瞌睡，頭就這樣往下點呀點的撞到彥均。

幾年前的顱骨修補手術過後，文成每三個月會給陳醫師看診。原本有開抗癲癇的藥，每天早、晚吃一顆。隨著文成的情況穩定，陳醫師交代只要作息正常，別給他壓力，可以不用再吃。

瑩慧抱怨自己，真的大意了。因為父親過世暫厝家裡，從六月以來這十幾天，她在下班後就先回娘家幫忙，照顧彥均就落在文成一個人身上。她想，一定是這樣的安排帶給他難以承受的壓力。

其實，文成不也像是個小孩。

「文成，請你幫我拿一件長袖的，好嗎？」

文成興沖沖的小跑步過來，手上拿的卻是背心，瑩慧搖搖頭說，不對喔。

「嗯，我覺得有點冷，那你再拿件長褲給我，謝謝你。」

「好，等，等我。」

哈哈。看到文成拿了短褲過來，瑩慧插著腰露出苦樂參半的笑容。苦的是從他聽到訊息最後轉化的結果，分不清長褲和短褲；樂的是，至少他歪著頭露出靦腆的笑容，依然是如此單純。

其實，現在家裡並不需要太多對話。瑩慧望著文成想說出口的努力神情，聽著就算說出口也顯得含糊的聲音和語意，時間久了，她總能抓住文成的意思，也就覺得他的話緩慢卻清楚；而重新生活在一起久了，默契就在日常生活中的小事裡慢慢磨練出來。像是他穿好褲子，張開口想講話，腦海裡卻找不到相對的字眼，瑩慧趕緊找出皮帶拿到面前，只見他摸摸頭，露出一口整齊的白牙。

停掉去大林慈濟醫院的復健後，家裡瀰漫著一股像是什麼就要爆發開來的隱約騷動中。

每當瑩慧早上去上班時，文成的眼神就變得落寞起來。語言治療終究沒能讓文成恢復太多的說話能力，但過去的記憶、對於家的責任，以及看到瑩慧辛苦的模樣，他的心裡並不模糊。他開始一次又一次地拜託瑩慧，讓他為這個家分擔一點責任。

只是，瑩慧清楚意識到文成在車禍中不只傷到語言能力，可能，連智商也變得沒以前那麼高。或許，他還記得過去學的技術，也仍擁有甲級電匠的施作能力，但是出去工作可不只如此。如果連話都講不清楚，加上原本就習慣吃虧的個性，真的不會有問題嗎？

在文成大人的身體裡，住著會鬧脾氣的小孩。一天、兩天不放棄地和瑩慧嚷著要出去工作。

11 嘗試外出工作

拗不過孩子氣的堅持，瑩慧打電話給文成受傷前的同事，才知道原來的老闆不再經營，正好轉手給這位同事，而他樂於給文成一個機會。瑩慧想著，也許文成認真的個性和人家結下好緣，如果真能開始工作，不失為另一種復健方式。

「薪水多少都沒有關係，如果他造成困擾，或者，能力不足，拜託你，可以直接跟我講。」

文成開始到熟悉的新港工作，每天笑呵呵地，歡喜掛在臉上。瑩慧則私下再三地拜託老闆，千萬不要讓文成受傷害。

只是幾個月後，瑩慧說什麼也不敢讓他一個人獨自開車，或騎摩托車到新港上班。

明明看他駕駛得很順暢，反應也沒問題，但不曉得為何他常在路上和別人發生擦撞事故。而文成很難把意外過程講清楚，落得只能任由別人主導局面。總是賠錢應付還算小事，瑩慧無法想像萬一文成又有三長兩短，這個家不能再遇上這樣的打擊。文成好不容易有機會做專長的工作，無奈地在車禍頻傳下放棄。

瑩慧帶著文成去特殊教育學校進行工作能力分析，又到斗六的就業服務站登記，只希望文成在附近找工作就好，她的心臟可沒有那麼大顆。

一段時間的等待後，工作機會再次降臨。瑩慧幫文成找到鄰近一家不鏽鋼加工廠，老闆看起來是一個笑臉常開的好人模樣。這次，瑩慧每天開車帶文成上班，然後再趕去事務所。在漫長的三個月試用期裡，她好怕聽到電話聲響起，萬一老闆嫌文成不好，那又得開始煩惱找工作的事。

令她意外的是，電話未曾響起，而文成順利通過試用期，負責為客人訂製的不鏽鋼物件上漆，搬運成品。以為雨過天青了，但開車載文成上班、下班時，他的表情卻開始一天天沉重起來。問他怎麼了？為什麼不高興呢？他老說：「不用，擔，心。」

從那場改變人生的車禍開始，瑩慧學會去解讀文成的表情，一個眨眼，一次皺眉，都是他在言語表達困難下，向她發出求助的訊號。這次，她覺得文成的笑容一點也不自然，整個人有股坐立不安的焦慮，一定是工作出了問題。

「文成很認真，也很乖，但他工作的速度是比別人差，對同事，好像比較不公平啦。」老闆說。

「老闆，不好意思，只要你給他機會，待遇都不是問題，好嗎？」瑩慧心急起來。

「那個，文成很適合做清潔工作呢。」老闆娘在一旁評論著。

「是嗎？」瑩慧聽了，眼淚差點奪眶而出。

「文成可以繼續在這邊工作啦，沒關係。」

「嗯，我們回去討論看看，再請文成告訴你。」

去找文成的老闆瞭解情況，瑩慧的心被狠狠地刺中，強忍回到家才大哭一場。文成做事很仔細，但速度也因此快不了，老闆說他的完成率不到人家的一半，其他同事便有了許多聲音。

瑩慧想著，文成到底還有多少能力，彷彿都不重要，真正需要的是願意給機會的老闆，還要對你友善的同事，才有可能讓文成工作下去。一心只想保護先生的瑩慧，不想讓文成繼續因為這個工作難過下去。

沒有等待太久的時間，文成又開始到鄰近的一家小工廠工作。老闆給的薪水已經少得可憐，卻還在幾個月後開始不發薪水。瑩慧看到文成又開始焦慮起來，跑去問他的同事到底怎麼回事，才知道原來大家都碰到同樣的情況。不過，只要故意去和老闆借錢，就能拿到薪水。

文成學著同事去向老闆借錢，但那老闆卻裝傻起來。瑩慧的朋友知道後氣不過，要瑩慧去給那老闆一些顏色。但瑩慧覺得，算了吧，看那老闆的良心會不會有發現的時候。不論如何，她很感謝那老闆願意給文成工作機會。

「妳幫我，想想看，找事情，給我，做！」

「我現在很煩，你不要來煩我啦！」

告別那位喜歡欠員工薪水的奇怪老闆，瑩慧吃了秤砣鐵了心腸，寧可文成每天煩她，也不願再讓他出門受氣，心情起起伏伏地，那熟悉的笑臉都變成了苦瓜臉。不管往後的負擔有多大，她決定一個人先扛下來，走多遠、算多遠。

陽臺上的洗衣機開始轟轟作響。面對瑩慧上班後的漫漫長日，文成會先把一家人的衣服放進洗衣機，倒入洗衣精，再設定好洗滌的步驟、按下啟動鍵。

然後，他拿起一條晾乾的抹布，浸濕、扭乾，走到客廳開始擦拭木頭桌、電視櫃。下一步，他雙膝跪在地上，抓緊抹布的左右兩側，像動作敏捷的毛毛蟲，迅速又規律地在磁磚地板前行進著，一遍又一遍，那磁磚一塵不染地，在從陽臺灑近來的陽光下可以和鏡子相比。

到了下午，他覺得地板有些灰塵、牆角看起來不太乾淨，拿起抹布開始擦呀擦地。原本的新房子慢慢變舊，但看來依舊亮麗。

文成才開始復健時，像老人家小心翼翼地邁出步伐，手腳的動作慢慢的，反應也差，在做家事時摔破杯子，或是撞倒一個盆栽是常有的情況。

現在的他，動作已經變得好俐落，快得像列火車來撞人，瑩慧要他慢一點、別著急也沒用。在家裡走路時得不時閃身，以免和文成撞個正著。

「我家裡有些《心經》的手抄本，有興趣抄經嗎？」美髮院的設計師問文成。拿著剪刀的手沒停著。

「好呀，想試，試看。」文成沒多考慮地回應。

設計師也是拜佛的人，幫瑩慧打理頭髮好長一段時間，閒聊到文成的情況後，她就想著要拿心經手抄本結緣。而文成像是小學生拿到課本時般興奮，開始每天清晨的抄經、讀經功課。

「觀自在菩薩，行深般若波羅密多時，照見五蘊皆空，度一切苦厄。」背直挺挺地，文成端坐在書桌前，手裡握著藍色原子筆，一筆一畫地刻進手抄本一平方公分的格子中。緩緩仔細地，和時鐘裡秒針的答、答聲相呼應。「故說般若波羅蜜多咒，即說咒曰：揭諦，揭諦，波羅揭諦，波羅僧揭諦，菩提娑婆訶。」

陽光已悄悄地移動步履。文成寫完三百十七個字的經文，在最後一行落款「佛弟子劉文成　恭書」，不多不少剛好一頁，每格裡都是布局方正、體態飽滿的字跡。他站起身，雙手持著抄本，一字、一字，意念專注地大聲朗讀。幾次練習後，他能夠流暢的讀完那些對他顯得艱深難懂的字，回向給家人、曾幫助過他的人、所有的眾生。

瑩慧覺得，總算有清潔家裡以外的事能消磨掉文成一些時間。心經上說「心無罣礙」，談何容易呢？每天的生活、壓力，讓心好難輕鬆起來。那文成呢？他現在變得單純，但心裡已明白很多事，老是提到要找事情給他做，是想要為家裡多負擔些的念頭，一直沒熄滅過。生活與工作再怎麼忙碌，鬱卒這般的情緒，就是有辦法趁空隙鑽入瑩慧的心中。

不過，當下一刻忙碌起來時，就沒它存在的空間。每年遇上單月分，都是瑩慧算帳的忙碌時光，大致都是固定服務多年的客戶，總不能影響人家的工作進度。而且，姑姑已經給了最大的彈性，之前帶文成上班、現在固定的回診，偶爾遇上些突發狀況，姑姑總能諒解，讓瑩慧有時間去處理完再上班。

她和姑姑倒是有個共同的問題。姑丈從老師退休後，突然間少了可以填充時間的事，就難免見不到過去的活力。會計事務所辦公室與姑丈的住家共用，每天看著姑丈進進出出地，瑩慧和姑姑開始商量著要如何讓這兩個人都有事情可以做。

離事務所幾分鐘車程外，是姑丈家的祖產田地，幾公頃的土地上種著竹林，過去長輩做採收竹筍的活。現在，地就荒在那兒，當大家討論著可以開闢成果園時，沒有經營果園經驗的姑丈樂於嘗試看看，也讓文成出外工作的心願有了眉目。

「姑丈，文成的薪水隨便算就好，如果遇上今天的工作不適合他，就跟他說放假就好。」

每回在文成去打工幫忙前，瑩慧還是很擔心。她和姑丈商量著文成的工作，也不想讓長輩覺得為難。但姑丈要她別想太多，試試看才知道。

當前一晚確認可以打工的日子，文成會在大清早就起床準備。寬大帽沿的圓帽、花色的防曬袖套、長筒的雨鞋，還有，記得把水壺裝滿。

陽光還沒露臉，吃完早餐的文成騎著摩托車，來到幾分鐘車程外的姑丈家。看到住家的鐵捲門還沒開，文成從院子旁的鐵門走進花木茂盛的院子，一隻小白兔悄悄地跳進矮樹叢裡。他拿起掃帚，在綠蔭遮天的灰暗光線裡，賣力地耙梳整個暗暝掉下的落葉。然後，彎下腰檢視住家邊的排水溝，拾起大片的枯葉。

走回緊鄰馬路的前門，文成從事務所旁充當倉庫的房裡搬出農作的器具，巡檢完，準備搬上姑丈的小發財車。有高中生睡眼惺忪地經過，準備到十幾公尺外的雜貨店外等校車。而晚些時候，安頓好彥均的瑩慧就會來事務所上班。

坐上姑丈的車，穿越安靜的街道，幾分鐘後轉進一條小徑，隨即被周遭的果園包圍。

姑丈畢竟是農家子弟出身，又有老師的背景，再加上文成總能扮演好全力配合的角色，從整地開始，逐步地摸索果樹的種植、蟲害防治、營養供給與收成時機、收購的眉眉角角，雖然難免嚐到苦頭，但讓竹林開始改頭換面，一棵棵橘子樹、柳丁樹、椪柑樹，陸續取代竹林。

從果園放眼不遠處，新穎的公司大樓、集合式的住宅，這裡像世外桃源，遠離讓人煩心的世界。

「天氣好時，我們就多做一些；若是遇上日頭太焰，就趕快做一做，休息。」這是姑丈的工作哲學。他語氣柔和地交代著文成下一步要做什麼，然後就開始和他合力完成。而文成把每一秒都當成是最後一秒般，快如閃電地完成姑丈請他幫忙的事。兩個人相互依靠，日復一日地默默地工作、休息、回家。

那像陽光般的燦爛笑容，又回到文成的臉龐。在果園打工可以賺錢，更把失去許久的信心也賺回來。

不過，在看似逐漸平順的日子裡，還是有意外狀況發生。

文成騎摩托車去姑丈家打工，沒幾天就和別人發生擦撞。而且連續幾次下來，車壞了，人也傷痕累累。每次瑩慧接到電話趕去處理，文成總是說「不知道」、「沒看到有車」，因為記不得，也說不清楚事發經過，瑩慧知道又得要賠錢消災。

騎摩托車會出車禍，也許是速度比較快，文成改騎腳踏車去姑丈家，只是，依然三天兩頭的和別人發生擦撞。儘管情況不嚴重，瑩慧還是決定上班前先開車帶文成出門，等到中午打工完，再讓姑丈開著小貨車載文成回家休息。

果園的活並非天天都有，瑩慧還是得常煩惱可以給文成做什麼。

12 帶爸爸去慈濟兒童班

「我也要坐前面！」彥均在車後座發出不平之鳴。準備開車出門的瑩慧沒打算理會。

「不行，是我，要坐！」坐在前面的文成很堅持。

父、子兩人的口水戰正式開打，你一句、我一句的吵個不停。向來都是文成坐瑩慧旁，現在孩子長大了，不想一個人在後頭孤孤單單地。

如果文成沒出過車禍，現在應該是他開著車，帶母子倆四處遊玩吧。瑩慧心裡這麼想著，這對父子到底是要吵到什麼時候？她索性把車子開到路旁停下來。

「我跟你們說，現在規定，你們都坐後面！」

從那次以後，只要一家人出門，文成就和彥均一起坐後座。就算只和瑩慧出門，也堅持不坐前面，對他而言，規矩就是要去遵守。瑩慧覺得，自己變成這對父子的專屬司機，但換得耳根清淨。

當瑩慧買餅乾給孩子，文成看到時會說，他怎麼沒有；有時，文成忘記把沒喝完的飲料放在冰箱裡的左邊，隔天開冰箱拿到右邊那罐，換成孩子吵著怎麼爸爸喝他的。說是父子，更像兩個孩子，瑩慧總是靜靜地看著他們，直到局面難以收拾再說。

「你在學校學注音，可以教爸爸喔。」瑩慧常叮嚀著孩子：「你知道嗎？爸爸是因為受傷才會看起來像生病的樣子，你要保護爸爸，出門的時候，記得要牽好爸爸的手。」

看著孩子成長好快，好快就把自己追老了，瑩慧撐著這一家，轉眼間，六年就從指縫中溜走。有天，彥均的國小老師問瑩慧，如果不是那麼在意宗教色彩，是否要讓孩子去參加慈濟的兒童班，每個月上一次課。

「彥均是個單純的孩子，能夠去慈濟志工輔導的假日學校，應該比較好吧。」瑩慧惦量著。尤其，老師說家長不用全程陪伴，她正好沒心理準備去面對那麼多陌生的人，還得強打起精神去說些什麼。

瑩慧接受老師的提議，在每個月一次的週日，她開車載彥均到慈濟斗南聯絡處上課。只要跟志工打個招呼、簽完名就能趕緊閃人，等中午再回來接用過午餐的孩子。

這裡曾經是廢棄的紙廠，慈濟志工利用閒置空間改成講堂、教室。瑩慧覺得難怪喔，從公路轉進寬大的入口後，迎面就是遼闊的停車場，旁邊是好幾層樓高、有著弧形屋頂的廠房，像條長長的土司。聽說往裡走還有環保站、一大片的菜園、稻田，都是讓志工負責打理。

上完課的彥均，回來後很愛說個不停，「今天有去做環保，不能讓地球再發燒……」「下個月要去安養院唱歌、餵阿公和阿嬤吃飯，讓他們不會好寂寞。」「師姑、師伯會說很多《靜思語》的故事，有能力手心向下幫助人是件快樂的事……」「不要拿別人的過錯來懲罰自己。」還有帶他玩遊戲、做手工藝，教他吃飯時該怎麼端碗、要怎麼和人家打招呼，學習知足、感恩、善解、包容。瑩慧覺得這些志工花樣真多，讓孩子對每次課程都滿心期待，原本會說的謝謝，變成說「感恩」。

看到孩子參與兒童班後的變化，瑩慧覺得歡喜。只是，當第三年兒童班要開課前，慈濟志工通知說家長得要全程參與，她推說很忙、沒空。但志工婉轉建議這是讓家長和孩子能夠一起成長的好機會，如果家長不參加，會比較麻煩。這可讓她傷神了好幾天。後來，總算想到如何解圍。

「你要幫忙照顧好爸爸喔。」瑩慧停好車，叮嚀著彥均，目送他牽著文成的手，慢慢走進聯絡處的大廳，融入其他的孩子與家長中。

只要出門，彥均都記得要牽著爸爸的手。但瑩慧覺得掙扎，不知道彥均對爸爸真正的感覺，擔心他是否會因為爸爸話說得不清楚、反應不夠快而自卑。

「你爸爸怎麼了？」曾有人好奇地問。

「我爸爸受傷呀。」彥均神情自若地回答。

其實，她又何嘗真正走出那場車禍的陰影。不論如何，她沒和隊輔志工提過文成車禍、腦部受過傷的事。

那天下班前，姑姑問瑩慧是否發現文成走起路來會撞人。瑩慧說，以前出車禍時看過眼科，醫師說沒有問題。只是她回想著日常生活裡，文成的動作比較快，在家裡常要注意別和他相撞，該不會有視力的問題？

應該不會吧！她安慰著自己。

參與六年的兒童班來到尾聲，彥均過完暑假就是國中生了。而另一個對兒童班依依不捨的人可能是文成吧，每個月陪兒子到聯絡處上課，可能是接觸的人多了，他變得比較活潑，話也多了些。

有隊輔志工建議他報名慈濟志工見習，回家提起時，瑩慧勸他打消這念頭。如果變成慈濟志工，可是得承擔許多服務工作，依文成的情況，應該還沒能力做到吧。

她看得出來，文成對於沒能參加志工見習有點失落，但她每天上班、帶孩子上課、帶文成到果園打工，晚上陪孩子寫完功課，人也累癱了，她沒有餘力，更不放心讓文成一個人在團體裡面遭遇可能的挫折。

原以為車禍都過了那麼久，生活平淡但至少讓人感到安心。

那天，瑩慧陪文成去眼科要換眼鏡。醫師診斷後，神情變得有些嚴肅。他說文成的車禍很嚴重，瞳孔放得比較大而去壓迫到視神經，現在右眼的視野只剩四分之一，而左眼是二分之一。

「如果持續惡化下去，有可能，會有看不到的一天。」

瑩慧腦海中不斷迴盪著醫師的評估。像是一場突如其來的風暴，吹得人招架不住，拉著人往黑暗的深淵裡墜落。文成好不容易度過生死攸關的考驗，在果園中工作找回自信，還有個懂事孩子會看顧著他。她無法想像，萬一文成看不到了，他要如何承受。

混亂的思緒過後，瑩慧決定要好好保護文成僅剩的視力，即使果園也不願讓他去。

第三篇
撥雲見日光

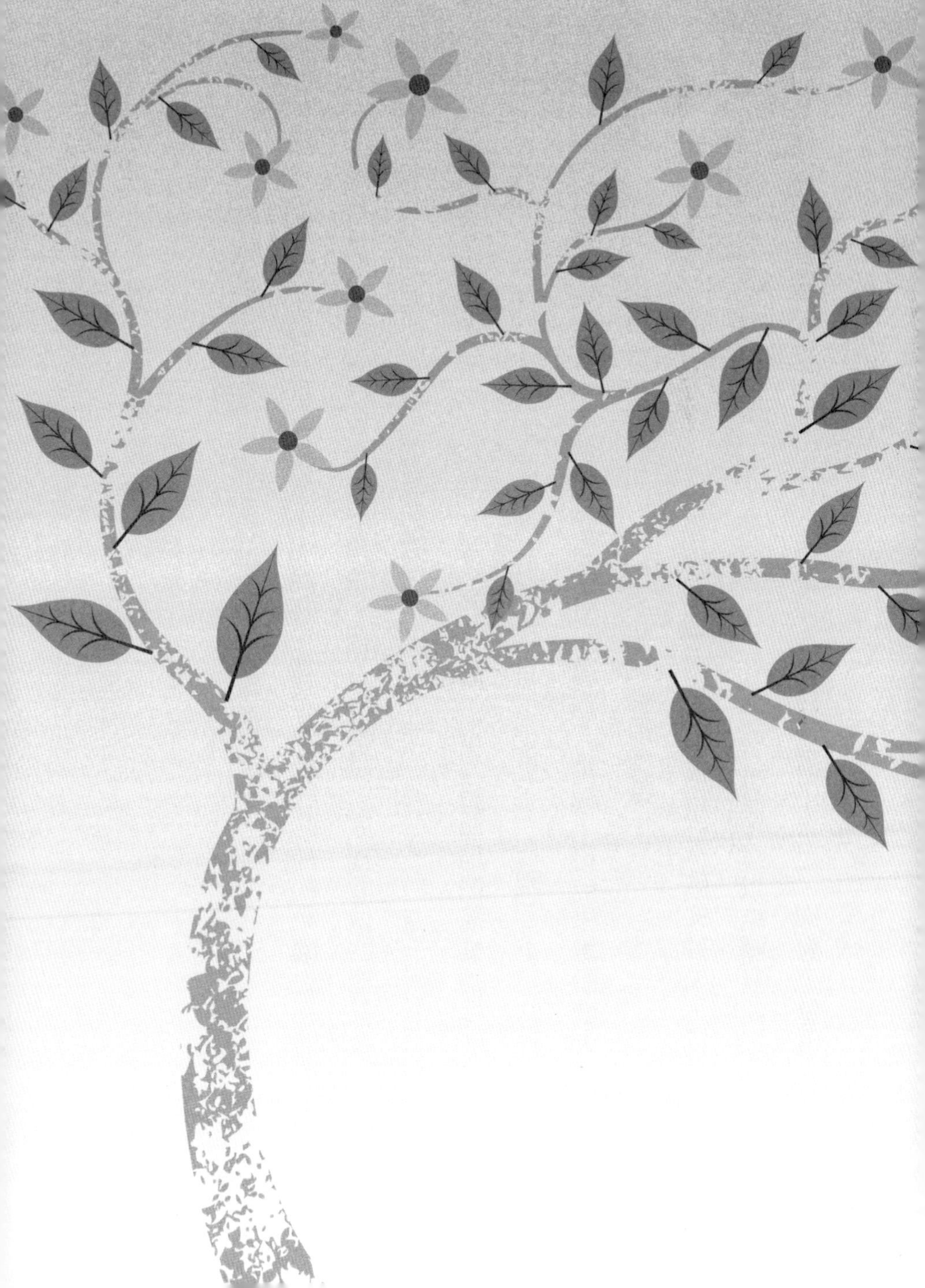

1 想做的先做，比較重要

「我，很抱歉，變成，這樣，妳要做，比較多。」

陪伴彥均四年的兒童班結束了，能為家裡帶來些許貼補的果園也不能去，文成再度回歸「家庭煮夫」的角色。他告訴瑩慧，家裡能做的他都會做，陪孩子做功課比較難，就拜託她。

文成跪在地上擦地板，突然「吱」的一聲，用力過頭地把褲檔給撐破了。沒關係，他洗好手，拿起白色的細線，穿過會左、右飄忽不定的針孔，然後在裂出一長條的褲檔縫上幾十針，剪線、綁線，再剪去線頭就大功告成。在生活中可以自己做的，絕對不想再麻煩瑩慧。

雖然看東西不太清楚，文成覺得這樣並不影響他去幫姑丈打工，只是，總不能再讓瑩慧操心。二十六歲那年，在確認瑩慧願意以結婚為前提的交往後，文成每天賣力地工作、拚了命地存錢，省了自己，卻對瑩慧很大方。「我要做妳的靠山。」曾經，他要瑩慧凡事都不用擔心，他什麼都會做。

而瑩慧，想起過去十年來文成對他的好，回味起來，在心裡有甜甜的感覺。翻著大大小小的相簿，結婚前去爬山、到風景區遊玩，要找張兩個人的合照真難，那時，幾乎都相互為對方拍獨照，而文成取的景總是有人、有風景。

也許，受他照顧十年，總該還的。轉眼間，換瑩慧照顧文成超過十年，夫妻，真是相欠債。只是，如果心裡覺得甘願，還起債來就變得沒那麼苦。

和文成一起生活要學會察言觀色，才能意會他的想法，進一步培養出默契。而在彼此互動中，也得一直調整模式，才能讓文成順利完成被交代的事情。像是前一晚交代文成，隔天早上五點鐘要叫瑩慧起床準備早餐，但他總是會忘記。瑩慧便把交代寫在紙上，放在床頭櫃上，讓文成一起床就能看到。

「今天不用煮飯。」有時，瑩慧在事務所接連忙上好幾天，不想下班回家還要忙做菜，她上班前會在冰箱上貼字條。另外，加上注音讓文成能馬上讀懂意思，要他不用先幫忙洗米煮飯、洗菜。

其實，瑩慧不想讓文成在廚房裡忙東忙西，還有別的原因。文成把過去在工作上的仔細態度用在生活上。他常常花上一到兩個小時，只揀好一鍋子的地瓜葉，瑩慧每次看了都直搖頭，常拜託他不要浪費那麼多時間在做菜上面。

不過，難免碰上瑩慧加班的日子，瑩慧得要九點半過後才回到家，文成必須幫忙做晚餐給彥均吃。他總是把食物煮到太軟、鹽巴加得太多。瑩慧教他等菜炒得差不多時再放些鹽，但他就是記不住。

「爸爸做什麼，就吃什麼，不能嫌喔。」媽媽偷偷地說。

「我知道，我都沒有和爸爸說。」彥均要媽媽放心。

雖然文成不像之前會吵著要出去工作，或是要瑩慧幫他找事做。但當他把全副心思放在家裡後，即使是從小懂事又會護著爸爸的彥均，也快被他給惹毛了。

變成「清潔狂」的文成，一天打掃家裡好幾回還不夠，每當兒子下課回家，才坐在客廳想休息，他馬上走過去脫彥均的襪子，要他把制服脫下來讓他洗。

「我不喜歡這樣，我們三個人快要不合了！」彥均對媽媽訴苦，他不想和爸爸說，那只會讓他難過而無濟於事。

瑩慧一心一意只想保護文成，以為只要不出門，就不會有難以承受的事情發生。只是，看著他的笑容變少了，家裡的氣氛變得奇怪。而保護家人的初衷，竟變得像是另一種傷害。

在文成到大林慈濟醫院回診時，瑩慧帶著資料給陳金城醫師，心裡盤算著，也許會聽到不同的答案。

「眼科醫師說，文成可能會看不到。」

「嗯，看起來，這應該是車禍時造成視神經的傷害。」

「那怎麼辦？他真的會看不到嗎？」

「又還沒發生，妳何必擔心那麼多？把想做的，先做一做比較重要。」

回到家裡，瑩慧還是會偷偷地掉眼淚，對未來感到茫然，不知道下一步還能做些什麼？

輾轉難眠了一段時間，有天，她看著陽臺外的陽光普照，麻雀自在地上下不停地飛、覓食。過去那個性格開朗、熱愛戶外活動的瑩慧跑到哪裡去了？彷彿被囚禁在自己建造的籠子內。原來，接連不斷的考驗，會把一個人磨到連自己都不認識。

陳醫師不都說了，現在的文成又不是已經看不到。瑩慧覺得是呀，也許，就讓文成去做想做的事，只要他有能力做到，就去做吧。

2 到雲林聯絡處做環保

盤據在這個家上空的烏雲，總算被陽光給穿透散開。

瑩慧決定讓文成恢復到果園打工；另一方面，在問過文成的意願後，瑩慧試著撥電話給一位彥均在上兒童班時認識的慈濟志工師姊，她常主動關懷，也許可以和她商量看看，讓文成有機會和多一些人互動。

「淑華師姊，我先生文成，想到慈濟做環保，不知道可不可以？」

「可以就近去雲林聯絡處做呀！」淑華師姊說。心想著總算等到這對夫婦了。

「可是，我擔心，怕文成幫不到忙，還被嫌、被叫回家。」

「天呀，妳到底在想什麼？」淑華師姊掛保證，怎麼可能發生她擔心的事？

「那麼，什麼時候比較方便去呢？」

「每天都有事情做，可以每天去啦。」淑華師姊的聲音裡滿是歡喜。

瑩慧和文成約法三章，為了顧及安全，一定要讓她接送去環保站，不能自己騎腳踏車；不能影響家裡的作息，像是她上班的日子；最後則是必須在果園有工作的日子以外，像是遇到採收的重要時節不能去做環保。

終於，瑩慧又開著車進到熟悉的慈濟雲林聯絡處。不過，這回是載著文成來做環保志工，她覺得就像六年多前，第一次帶彥均來上兒童班時的心情。她在車裡告訴文成：「如果覺得不適合那裡，就回家，家裡給你靠。」

她心裡明白，文成從讀書、實習到開始工作，最不缺的就是無比的專注與長時間投入的耐心。即使受傷後被迫待在家裡，他就是有辦法整理得一塵不染。

有機會在果園工作後，更像隻嗡嗡翁的小蜜蜂不停地做，也許，他也會擔心萬一連這打工的機會都沒了，該怎麼辦？但現在文成最缺的，是曾抹去他臉上笑容的不夠包容、不夠信任。

而環保站裡的志工們，會願意給文成付出的機會？願意去包容他講不清楚、善解他慢工出細活的功夫嗎？其實，瑩慧是有些信心，但這一路走來所受過的傷害、內心的挫折，早已讓擔憂成為一種習慣。

中午過後，瑩慧的車已經在環保教育站外頭等著。文成笑咪咪的走過來，她想真是奇怪，都不會累嗎？還笑得出來呦。和那麼多不認識的志工相處一個上午，不會怕嗎？

「你都不會怕喔？」瑩慧等不及的問。

「我有，妳。」文成一副輕鬆自在。

「唉，我也是會怕呢。」瑩慧吸了好長一口氣。

回家後，文成說要買工具，比較方便。「環保站不是都在做分類嗎？」瑩慧滿臉狐疑。但文成也說不清楚要買螺絲起子、鉗子這些要做什麼。納悶歸納悶，反正是文成要的，懶得弄清楚的瑩慧跑去五金行幫他買回來。

3 敲敲打打，心很高興

「不要怕自己的力量不夠，每個人，都可以成為那隻振翅疾飛，想要抖落水滴澆熄森林大火的麻雀……」

慈濟斗南環保站，位在小鎮邊緣的一座舊工廠裡，在挑高的鐵皮屋頂下約莫半個籃球場大的空間裡，證嚴法師的聲音正從牆上的擴音緩緩傳出，幾個或坐、或站，各自整理回收物的環保志工聽得入神，但手上的動作快而有序的進行著。

劉文成週一到週六認真打掃家務、到果園努力打工摘水果，像表現良好的小孩得到獎勵般，在週日一早就讓瑩慧開車載到彷彿有魔力般的環保站。至少，瑩慧還沒弄清楚文成在做環保這件辛苦活的著迷理由，以及，為何他正慢慢的轉變？和這幾年穩定但近乎停滯的復原程度相比，簡直像是進化版的老公。

對環保站裡多半白髮蒼蒼的環保志工來說，他們默默觀察著來了幾次環保站的劉文成，可真是不可多得的好幫手。從突然間各式各樣拆解不易的大型物件、複雜電器之類的都不約而同的往劉文成的位置匯集，這情況就不言可喻，甚至有其他環保站裡難以應付的回收品也風聞而至，他就是有辦法從一而生無量，把沒人要的電器拆成一個個可以換現金的物件。

壯年的他總顯得特別安靜，非得到上午十點的點心時間喊他休息，不然，真不知他會這般動能十足的做到何時才會覺得疲累。儘管有時他想和志工說說話，卻說得不輪轉，不過大家都有了耐心陪伴的默契，至少，他已經從初來時的低頭不語，到願意滿臉笑意「師兄」、「師姊」的逢人就打聲招呼。

在大家還來不及多想什麼時，劉文成就成功地融入環保站的運作中。他提著內容物不斷擴充的工具箱，一來到自己熟悉的角落，「這個放鋁、那個放鐵……」先把幾個大型的黑色網籃鋪上大塑膠袋擺好，再開啟工具箱一分為二，其中又有上、下兩層，盡是他親自挑選的祕密武器，老虎鉗、扳手、螺絲起子琳琅滿目，還有一些只有他清楚的工具。

「環保想想看……做好……敲敲打打。以前有的時候、現在這樣想想看……腦筋想想看，心很高興……靜下來很好。」

文成聽慈濟志工分享過證嚴法師對環保的理念，他可是百分之百舉雙手贊成。那是遠在十多年前的一個八月天裡，證嚴法師在一場名為「幸福講座」的系列演講中，有感而發的請信眾用鼓掌的雙手來做環保，而慈濟的環保志業就此展開，那是個臺灣錢「淹腳目」的年代，但為什麼大家對淹得比腳目還高的垃圾視若無睹，自然，要大家開始彎腰去撿地上的「垃圾」，絕對不是件簡單的事。

曾有參與環保的志工引起先生的反對，原來她的另一半在環保局工作。「我白天跟垃圾在一起，到晚上還要繼續嗎？」還有的家人說：「垃圾堆成這樣，不怕登革熱嗎？」但十多年後的現在，臺灣各地的慈濟環保站裡人來人往、形形色色什麼樣的人都有。像是經商失敗的大老闆、輕度精神障礙的中年人，也不乏身價不菲的企業家、忙碌竟日工作的男男女女、家庭主婦、退休公務員、行動不便者……，用盡巧思把每件回收物分類、徹底拆解，只為轉換成更多助人的能量。

有人說，以前都會失眠，做環保後好睡的不得了。有人說以前在家裡閒閒沒事做，老覺得這裡、那裡不舒服的，但做環保後，筋骨像少年時一樣勇健！大家平常分不清的PP、PE、PVC、PET塑膠材質，有些阿嬤級的環保志工可是一摸就能分辨其中的不同，做起分類的速度讓人咋舌。

感受著志工的關懷，文成請瑩慧教他認字、發音，努力地重新學說話。雖然有時在晚上看到師兄說：「早安，師兄。」讓人好氣又好笑，瑩慧知道他就是想向大家表達好意，所以教他不管白天或晚上，一律講：「師兄好、師姊好！」絕對不會出錯。

「我我我……說話……表達……不好……」

「無所謂啦，你就盡量講，大家會陪你。」一到環保站就照料劉文成的黃宏生師兄鼓勵著。而讓瑩慧拜託帶劉文成做環保的淑華師姊更是滿意，她總誇文成得人疼！因為給他什麼就做什麼，完全不會計較，很得大家歡喜；尤其他拆解回收時可是又快、又清楚，絲毫不猶豫。而淑華師姊有個想法，也為文成的下一步動作埋下伏筆。

「證嚴法師說人間的苦，每個苦都不一樣，我能夠幫助他什麼呢，就是把他牽引走進慈濟。」

回想第一次要來做環保的過程，卻是場意外之旅，幸好終究回到他想要的方向。那一天，瑩慧依約開車載文成去淑華師姊家，再從師姊家的側門走兩百公尺到雲林聯絡處。但到了才知道當天要趕鋪連鎖磚，劉文成就加入志工的隊伍裡，幫忙把連鎖磚送到師兄手上。就這麼一路忙到下午，從環保站外鋪到聯絡處大門口，但他還沒有機會一窺環保站的模樣。

「有時果園……工作……有時環保……現在師兄姊這樣互相講話……心……喜歡……照顧好，很好！」

不知道這個讓文成說很歡喜的環保舞臺，能待多久？從文成三十歲發生嚴重車禍後，歷經何等漫長的日子，終於在四十一歲時找到生命的出口？心中的問號再多，但瑩慧確定老公是真的快樂，不再有人嫌棄他做得不夠多、不夠好，而且，那個他身體中曾經身為甲級電匠的靈魂，已被喚醒過來！

4 那笑容太可愛了

「我要，要買……」

「什麼？我聽不懂啦。」

「要買……」

「我現在工作很煩啦，拜託等我回家再說。」

瑩慧心裡嘀咕著，怎麼又來了。她中午開車帶做完環保的文成回家，又趕著回會計事務所上班。而文成三番兩次在午覺醒來後，第一件事就是急著打電話到事務所，要瑩慧幫忙買拆解的工具。但那些應該是專有名詞吧，瑩慧老是聽不懂他講什麼。

「怎麼只有你一直買工具呀？」

「環保站，工具，不好用，一定，要買！」

「好，買、買、買，我帶你去店裡，你自己挑。」

說到環保，文成可沒有妥協的打算。瑩慧發現，這個人的隨身背包很快地就被各式各樣的小工具所佔據，沉甸甸地，好重。

她帶著文成出門，才跨進五金店就讓人覺得頭暈。一屋子從地板到天花板的層架上，堆滿各式各樣她分不清、叫不出名的零件、工具。但文成卻像到了樂園般，自顧地四處找需要的東西。

時間一分一秒的溜走，文成沒有一點想離開的意思。瑩慧走近發現，他站在陳列架前發呆。好不容易挑到適合這回想要的拆解工具，卻偏偏有兩種價格，到底該買便宜的，還是貴的？瑩慧買東西的原則是好用、喜歡優先，至於價格，總是放在第三位。

最後，文成挑了便宜的那款工具。

「妳帶我，去買，妳去辦事，再回來，帶我。」後來，文成學聰明了，他可不要瑩慧在身邊一直催快點、趕快選啦。

一次、兩次，數不清了，瑩慧聽到文成被稱讚的聲音，在環保站一副很受歡迎的樣子。

唉，瑩慧想著，不管文成還要再買多少工具才夠用，至少，他的笑容就像以前，給人十足的陽光與歡喜。只要提到明天做環保了，他的眼睛比清朗夜裡的滿月還要亮。

開始上國中的彥均發現文成變得不一樣，問著瑩慧到底怎麼回事。

「奇怪了，爸爸去做環保，有那麼快樂嗎？那笑容也太可愛了！」

瑩慧聳聳肩，她也還沒弄懂為何做環保有難以言喻的「魔力」？不過，可確定的是文成對自己的信心，正一點一滴的累積著。曾讓車禍奪走的笑容、出去工作不順利而化不開的眉頭，大概都已成過往雲煙。還好，瑩慧慶幸有聽進陳醫師的勸告，讓文成去嘗試想做的事情。

總之，文成快樂了，壓在瑩慧心頭的那塊大石頭，也變輕了。

日子過得太快，快到來不及算得清楚。記得有一回，文成說要出門走走，結果沒辦法自己回到家來。也因此，瑩慧無法全然寬心。

那股來自生活、工作、家人、未來綜合的口味，調成瑩慧臉上苦不堪言的神情，讓好朋友們覺得難過，就算想多關心她，也怕當看到時不知能如何安慰。瑩慧意識到，她必須強顏歡笑，就像大家過去認識的那個活潑女生。

5 找太太一起

「有什麼事情呀？拖地很辛苦，還會笑喔？」晚飯後，一家三口窩在客廳看電視，文成想到什麼的起身到廚房去。再回來時，手裡拿著濕抹布，一股腦地跪在地上來回擦拭著地板，還笑得合不攏嘴。瑩慧故意說話消遣他。

「要去，做環保。」

其實，果園裡大大小小、搬上搬下的活可都不輕鬆，文成雖說只是打工，他總是從上工開始就全神貫注地、每秒每分都勞動個不停，想盡量幫姑丈分擔些工作。而不管前一天在果園的工作如何疲累，文成答應過瑩慧，就算喜歡做環保，但是家裡的工作還是歸他做，會在去環保站的前一晚把家事做好。

是牽手，也是媽媽的角色，瑩慧的心總是在文成和彥均身上轉呀轉地。在文成開始做環保前，一遇到下雨，就是她煩惱的開始，沒法去果園的文成面露憂愁，讓瑩慧得想辦法幫他想想做什麼好。現在的她，終於能高枕無憂睡久些。因為當文成早上四點多起床，看到窗外下起陣陣大雨時，超級開心！這等於是告訴他今天不用去果園，可以做環保囉。

「留下來，一起做。」有一次，文成下車後往環保站的方向走，突然轉頭過來詢問。瑩慧苦笑幾聲，他真的像個孩子，非得要工作才能生活呢。有時，遇上採果忙碌的放假日，文成對瑩慧說：「我去，工作，妳去，做環保。」

看起來，做環保後的文成不只變快樂了，還開始會給人家建議呢！甚至，會找人補位，這可是從未發生過的事。有幾次只是晚幾分鐘出門去環保站，就會看到文成皺著眉，少做幾分鐘對他是多大損失似的。瑩慧心想，他下一步會有什麼花樣呢？

有一天文成做完環保回家，沒預警的就拋下出人意表的震撼彈。

「我要，見習。」

時序來到這一年的尾聲，瑩慧難以想像他哪來的勇氣，聽說參加志工見習可是得和大家上整年的課、參與許多事情，可不像做環保那麼單純，文成怎麼有辦法呢？

隔年的三月，文成穿起白色的長褲、灰色上衣，開始到雲林聯絡處參加每月一次的慈濟志工見習課程。到雲林聯絡處報到時，他的身邊終於多了個一起「進修」的夥伴。

其實，在文成回家宣布他要參加見習的消息後，並沒給瑩慧什麼拒絕的空間，因為他已經答應慈濟志工的邀請。但瑩慧對「見習」一知半解的，更別說是文成了。不過，從文成開始做環保後，瑩慧察覺他說的一些字彙、一些想法，竟然讓她覺得陌生、不清楚來龍去脈。還有，為什麼文成那麼喜歡這個團體？到底有什麼魔力？

「既然你那麼喜歡慈濟，我也要去看看到底慈濟在做些什麼？」

6 想做最幸福的女人

「妳的聲音……欸，和命運都不像。這真的是妳的八字嗎？」

在參加見習課前，瑩慧特地跑去找算命老師。十年前，當文成車禍受傷，在手術後進入看不到終點的漫長復原期，儘管知道文成不喜歡算命，瑩慧還是忍不住依著朋友報的路過去。那時候，聽算命老師說了好多，但只有「釋懷」兩個字讓自己忘不掉。轉眼三千多個日子過去，瑩慧覺得日子就是這麼一天、一天的過，對文成復原的期待不再看得那麼重，畢竟，想強求，也求不來。

算命老師的頭搖了又搖，直說：「不覺得這是妳的命！」

雖然瑩慧心裡並不清楚，跟著文成去聯絡處見習到底有什麼意義，她想著，還真有趣！十年前，算命老師覺得自己的命很苦，但十年後，同樣的老師，算出自己的命變好了呢。當人生遇到逆境、考驗時，想要做真正的自己，談何容易，那說出來的頻率、表現出的神色一定很糟吧。也許，命運真的是操縱在自己的手裡，得好好的去生活才行。

三月起，每月最後一個週日早上，瑩慧和文成一起坐在雲林聯絡處的講堂裡，臺上是遠從北部來的講師，表情和肢體語言豐富的談著慈濟是如何開始，聲音從四周的喇叭傳出來，在由工廠改建有著高聳屋頂的佛堂裡迴盪，如山谷間的餘音。彷彿回到學生時代，和一百多位參與見習的雲林人，穿著清一色的灰衣、白褲、白襪，端坐在白色的塑膠椅上，衣領的三顆扣子全得扣上。

「今天終於了解佛陀的慈悲是普及蠢動含靈一切的生命，確實很偉大。不過，雖然天主的博愛只是為全人類，但是我們在社會上建教堂、蓋醫院、辦養老院，那麼佛教對社會可有什麼具體貢獻？」

講師滿溢熱情的口吻，讓瑩慧的心思從文成、孩子、工作的糾結中，來到一個不同的世界。原來，一九六六年初，證嚴法師已打算離開花蓮移居到嘉義的「妙雲蘭若」，如果真的成行，大概不會有慈濟的誕生。

一開始，有幾十位信眾努力的挽留證嚴法師。當年二月，有三位天主教創辦的海星中學修女前來拜訪與傳教，和證嚴法師對談彼此的信仰。修女在離開前，拋下了佛教與天主教對社會貢獻的疑問，讓證嚴法師的心情變得好沉重。

就在短短的三個月後，一九六六年五月，年輕的證嚴法師成立「佛教克難慈濟功德會」，想先從救人做起。原本「一日不做、一日不食」的生活中，他和六位同修眾每天多做一雙嬰兒鞋，再請三十位家庭主婦每天存下五毛的買菜錢，就這麼每個月集資一千多元，開始濟貧救苦。

瑩慧發現，原來現在大家口中好大的慈濟，是從一些家庭主婦應和證嚴法師的請求，一步一步地走到現在，四十幾年了。聽著講師分享著慈濟志業的發展、志工發心投入的故事，現在的成就可來得一點也不容易，那是藉由數不清的海內外志工的承擔，在遭遇大大小小的挫折中不斷修正、調整，才累積出許多智慧去因應時代的發展與需要。

「最幸福的女人是把那一個菜籃子提得住的人，那就是最幸福？」幾十年前，慈雲寺師父的一句話，讓證嚴法師獲得很深的體悟。見習課程上播放著證嚴法師開示的影片。「現在不是提菜籃，應該要挑起米籮，為天下挑米籮。現在年輕人，應該要發大心，也要立大願，應該要當一個人間菩薩。」

女生，不應只做個菜籃族！瑩慧覺得自己沉寂許久的心被點燃了，但屬於自己的因緣真的到了嗎？

「要成為一名在菩薩道上精進的慈濟委員，必須經過見習和培訓，進入慈濟可以讓你有亮麗人生。」

慈濟志工分享參與的心得，瑩慧覺得他們好幸福，可以沒有後顧之憂的去幫助人。從彥均開始上兒童班算起，和這個團體有了七、八年的接觸，但上課前的瑩慧總像個局外人，接送彥均、文成到聯絡處上課、做環保，面對師兄、姊的熱情招呼，她很感謝，但是除了心情上放不開，實際的生活壓力也讓她覺得想要對這社會付出，不如想像中容易。

7 不是同情，是在一旁關注

終於，被志工們暱稱為「連爺爺」的連達彥恍然大悟。原來，那位在環保站看起來有點憨憨的男生，曾遭遇生死攸關的考驗。

因為承擔慈濟雲林聯絡處的見習課務工作，讓連達彥有機會了解文成發生過嚴重的車禍，醒來後不會說話，也認不得人。幸好有位對他不離不棄的太太，無怨地照顧他這麼多年。

總是頂著三分長白髮的連達彥，是誤打誤撞地進入慈濟。六十一歲時，從雲林縣農會祕書退休，卻硬被留下來幫忙。到了第二年，他索性一直請休，總算讓農會迫於無奈，點頭放人。

退休在家過著悠閒的日子，他每天看報紙、泡茶、幫忙照顧孫子。只是，日子久了也難免覺得煩躁、生活沒有方向感，好幾回想找一位老朋友聊天，卻總找不到人。

沒多久，二〇〇三年SARS（嚴重疾病呼吸道症候群）危機來到尾聲，那位久尋不著的朋友總算出現。連達彥談起退休生活實在有些無聊，朋友說慈濟的雲林聯絡處正重新啟動醫療志工的培訓課，不如一起報名上課。連達彥想到是幫助人的事，就點頭答應。回家時才想起自己對慈濟可沒什麼概念，應該不會有問題吧？

參加醫療志工課程後，好友建議繼續參與慈濟志工男眾的「慈誠隊員」培訓，開啟連達彥忙碌非凡的志工生涯。像是棒球比賽七局以後的賽事，儘管再九個出局數就會結束比賽，但卻是勝、負與否的關鍵時刻。

過去在家裡翹首盼望兒孫回家的景況不再。連達彥每個月的第一週帶隊到大林慈濟醫院當醫療志工，第二週協助聯絡處的親子班課程，第三週幫忙在臺南舉行的志工培訓課程，到了第四週，得同時忙志工見習與醫療志工培訓課程。也許，人在忙碌時總不覺時間的流轉，轉眼間，已七十出頭的連達彥，不知何時開始被人稱呼連爺爺，但他的身體比退休時更健康，而心靈的滿足可是再多代價也換不來。

連達彥記得第一次遇見文成時，他正默默地低頭拆解回收的電器，看起來有點害羞，那樣子看起來有點不一樣。連達彥試著走近，熱情地打了招呼。文成抬起頭，慢慢地講了幾個字。

即使豎直耳朵，連達彥依然聽不清楚文成講些什麼，他禮貌地回以微笑，沒再多問。其實，環保站裡有著各式各樣的人物，某種角度看起來，像個復健的場所。有些環保志工來到這裡嘗試與人互動，也開始跨出重返社會的第一步。如果只是待在家裡，大概很難有進步的機會。連達彥在環保站遇過有車禍、中風的志工，講起話來，語音含含糊糊地聽不清楚，他想著，眼前的文成應該也是類似的情況吧。

在文成參與幾次的見習課後，連達彥在志工群裡發現文成的身影。每當講師賣力地上課，文成總是專注地望著。連達彥試著問過一些人，慢慢對文成和瑩慧這對夫婦有了具體的輪廓。雖然和文成互動起來有些辛苦，他的反應比較慢，常無法回應問題，話也說不清楚，連達彥設定好自己與文成的相處之道，期待著引領文成在志工服務的世界裡，往前多走一些。

「並不是同情，就是在一旁關注他。」

8 能夠轉念是幸福的事

二〇一四年真是漫長而充滿心靈衝擊的一年，瑩慧看著它緩緩來到盡頭，心裡不自覺地輕鬆起來。

原本只是想讓文成圓一個夢去參加志工見習，到頭來，也許自己的收穫更多些。在苦多樂少的人生裡，誰說明天一定會先到呢？文成三十歲時就遇上轉變人生的大車禍，一次毫無心理準備的無常，打亂要好好經營一個家的想像。而慈濟人常掛在嘴邊的「在明天來臨之前，無常卻可能先來降臨」，真是如此的寫實。

與其擔憂未來如何，不如把握當下，盡好自己的本分去做，剩下的，就放下執著，讓老天去論斷吧。

在每個月的見習課堂分享中，瑩慧認識一個又一個在人群付出而感到無比歡喜的人生，而這些絕對不是有錢人的專利，許多志工只是市井小民，但「有願，就會產生無窮的力量」。她知道與其專注在家庭的小情小愛、煩惱與憂愁裡，如果能放大視野去帶給需要的人一些溫暖與協助，才是更有價值的人生，能夠轉念真是件幸福的事。只是回頭想想自己，現在真的有能力去多做些什麼嗎？

見習課將要結束，她盤算著不用再到雲林聯絡處上半天的課，文成可以繼續果園的工作，而自己也能在一週的忙碌後，多些喘息的時間，陪陪彥均複習功課。

但讓她做夢也想不到，兩個禮拜前有師姊問起文成的復原過程。結果，竟要文成在年底的「歲末祝福」環保志工場次時中，上臺和幾百個人見證自己的故事，對她來說簡直像一場「惡夢」。

不僅如此，隨著見習課程要結束，連爺爺建議她和文成繼續報名醫療志工培訓，只要完成三堂課程就能開始到大林慈濟醫院當醫療志工。另一件讓她傷神的是，有師姊詢問她是否要參與明年的培訓。在完成一年的課程後，就能開始承擔雲林聯絡處的各種功能組。她苦惱著，在團體裡，總不能什麼事情都回絕，這樣會讓負責的志工很困擾吧。

到醫院當志工？完成第二年培訓成為正式的慈濟志工？瑩慧怎麼想都覺得文成不適合。

文成到現在話還說不清楚，視力也不好，連機動組的交通指揮都沒辦法做。至於她呢，得顧小孩的功課，家計也要獨自扛，怎可能有餘力呢？

瑩慧只好對師姊說：「絕對不會去培訓！」

但沒多久讓瑩慧傻眼的是，文成說他已經把醫療志工培訓表交出去，說了，就要做到。而且他竟跟著其他見習志工，一起在上課空檔把培訓要穿的衣服尺寸都量好。瑩慧只好硬著頭皮打電話給師姊說，文成暫時不參加培訓。

「你現在專心把環保做好，就夠了。」

「不要，我，希望多，做一些。」

「我們的情況、條件，真的不適合！有因緣再去吧。」

文成想說，卻表達不出來。難得看他眉頭皺著，好深，一臉好失望的模樣。瑩慧想著正快要來到的記帳士考試，她已經考了好幾回，總是有差一步的遺憾。

「這樣好不好？再等我一年，我去勸募會員來成就你。如果有因緣，我們可以一起完成培訓，好嗎？」

9 草根菩提，覺悟有情

二〇一四年十二月十日上午，陽光普照的冬日早晨，雲林聯絡處寬闊的空間也顯得擁擠。滿載各地環保志工的遊覽車、小客車、摩托車，魚貫地進入園區參加這年雲嘉區的第一場歲末祝福。志工們忙進忙出的打理各式物品，過年般的歡喜氣氛，映在每個準備接受證嚴法師祝福的期待臉龐上。活動開始前，證嚴法師特別走到會場旁的「大愛」教室，探視長年在環保站付出的一群老人家們。「今年有回花蓮朝山喔！」有位老菩薩對證嚴法師說，笑得眼睛瞇成線。證嚴法師也歡喜地回應：「今天又坐在一起了。」

一個多月前，靜思精舍的常住法師德倍師父和德邵師父，從花蓮來到雲林。他們為三十多位在環保站付出超過一年，並能遵守慈濟十戒的志工，主持環保志工的領證儀式，文成胸前別著紅花，跟著大家一起上臺，讓師父在胸前別上期待已久的志工證。

和多年前考試取得甲級電匠相比，文成在環保志工受證時，笑得無比燦爛，那滋味一定特別美好，在臺下觀禮的瑩慧，心頭湧上歡喜，卻又混合著過往與未來的期盼與不安。不論如何，對變得像孩子般單純的文成來說，能夠獲得眾人的肯定，那是老天給予的福報，是再多有形的付出都求不來。

因著師姊邀約在歲末祝福上分享，瑩慧帶著文成來到聯絡處，心裡七上八下的。她早在十幾天前就把文成上臺要講的話擬好，再讓他一個字、一個字的照著抄下來，反覆地朗誦，希望那些文字能轉化成他自己的想法。到了昨晚，想到要在那麼多環保志工、慈濟的功能團隊志工前攤開這一路的艱辛歷程，輾轉反側地不知何時才睡著。

證嚴法師緩緩走進講堂，就座。司儀開始引言，活動儀式就如火車啟動了，往目的地一路向前。講臺前的大布幕播放著二〇一四年「慈濟大藏經」的影片，回顧著這一年來在全球各地的志業足跡；接著有雲林和嘉義的志工們，合力表演佛教經典的舞臺劇，力道十足的肢體語言、搭配鏗鏘的大聲唱和，奮力欲汗的臉龐有股動魄的震撼。

瑩慧記得之前上見習課時，講師談起歲末祝福的緣起。早在她出生的前幾年，證嚴法師已開始為身邊遭遇困境的人，思考著如何拔苦予樂。民國五十八年二月九日，在靜思精舍後方的普明寺辦理第一次「冬令發放」，為了這一天，臺灣各地的道友提前一天來到花蓮，合力為照顧戶包裝衣服、生活用品、食物。

當忙完包裝，白日也將盡。在迎接翌日的冬令發放前，大家齊聚圍爐，暢談一年來的點點滴滴，不忘相互檢討、打氣，提醒著要忘掉一切的不如意，期許新的一年能勇猛精進，做志業要更加有智慧與圓滿。當然，大家最期待的是聆聽證嚴法師的祝福與開示。那時，包括常住師父、各地道友以及慈濟功德會的工作人員坐滿十五張圓桌，小小的空間裡卻有著難喻的向心力，想來就覺得格外溫馨。不過，和現在任何一場歲末祝福幾百、上千的人數相比，真是懸殊。

時隔近五十年，那時讓大家珍惜的年度聚會，已逐漸演變成慈濟人在年底時最期待的歲末祝福，證嚴法師以一整年出版書籍的版稅收入，製作成「福慧紅包」與眾人結緣，祝福大家不僅發「世間財」，並且也發出世間的「功德財」及「智慧財」，希望大家以他的智慧財產所得的紅包，當酵母努力經營，福慧雙修。大家祈禱時常以家庭、事業優先，證嚴法師的新春願望總是「人心淨化，社會祥和，天下無災無難」。

瑩慧的思緒隨著活動的鋪陳而遊走，在陪著文成上臺分享的當下，心情緊張，卻有股安定的力量，因為將面對的，和文成一樣都是想為社會付出的人。

「十三年前剛結婚不久，正值壯年，一場車禍奪走他的健康，傷及腦部，導致語言、肢體、運動神經受損，幾乎成為植物人在醫院躺了三個月。後來轉入大林慈濟醫院，在醫師用心的醫治、還有妻子許瑩慧及慈濟志工耐心陪伴下，從不認識家人、不會講話，到現在已可用簡單的語言溝通。文成把做環保當作復健，做環保帶給他的快樂，連妻兒都難以置信，在他身上看到了『不要小看自己，人有無限可能』。」

司儀介紹完文成的生命過程，響起熱烈交迭的掌聲。瑩慧輕扶著文成，一步步走向舞臺正中間，看起來如此短的距離，他可是走了十幾年才找到方向。燈光耀眼，生命的印記也攤在時間的長河中，載浮載沉，直到彼岸。

終於看到證嚴法師，從環保站的廣播中來到自己的眼前，慈祥的神情關注著。文成攤開握在掌心的白紙，那是他一筆一畫寫下、再努力好幾晚不斷朗讀的文字。

「感恩證嚴法師，給我們，這樣好的，修行道場。希望，大家，都來做環保，做環保，沒煩惱！」

文成展現練習的成果，堅定的語氣，清楚的音調，再次贏得滿堂的掌聲。在志工的引導下，夫婦倆人走下舞臺，來到證嚴法師座前蹲下身，如此接近地仰望。

「受傷幾年了？」

「我，車禍，十三年。」

「孩子多大了？」

「讀國中。」

「你要繼續加油。」

「我，還想說，很感恩，受傷，小孩一歲，現在能，工作、環保，很歡喜，很感恩。」

文成在證嚴法師前，一句、一句，慢慢地說著，他也好感恩大林慈濟醫院陳金城副院長的照顧，很多醫師和護士的照顧。證嚴法師歡喜地聽著，內心澎湃、感動著他能從植物人到現在說話那麼清楚、正常。

證嚴法師曾看過關於文成的紀錄，大抵提到說話讓人聽不太清楚，但看到文成後卻感受到，其實他講得很清楚，只是速度慢一些，他是從內心講的話。從不認識字、記憶沒了，現在看起來已經恢復到像平常人一樣，一樣很俐落，上上下下，一點障礙都沒有。

「辛苦妳了。」證嚴法師在與文成對話後，轉向瑩慧輕輕說著。

結束一上午的活動回到家中，瑩慧覺得心裡暖暖地。在安靜無聲中，覺得像夢境，又好真實，腦海中翻騰著證嚴法師後來對環保志工說的話。

「我們這些草根菩提，菩提就是覺悟的意思，菩提就是菩薩的意思，也就是保護大地的菩薩，所以叫做草根菩薩。」

在慈濟裡，環保志工被稱為「草根菩提」，而菩提就是覺悟，也是菩薩的意思。做環保，努力成為覺悟的菩薩，就不再有那麼多牽掛與煩惱吧。文成現在是草根菩提，那她呢？

瑩慧決定不再去算命，未來會如何，得看自己付出多少努力才對。

10 醫療志工課

環顧著下個月醫療志工排班表上的名字，連達彥用手指撥著鼻梁上的眼鏡，又得為人手不夠而煩惱好幾天。

雲林和嘉義的志工共同承擔大林慈濟醫院每個月第一週的醫療志工服務。從週一到週六裡，雲林每天要有一百二十位女眾、三十位男眾參與。連達彥在縣農會工作時常帶團到國外進行青年交流，也常接待外國友人來臺灣參與活動，他在擔任慈濟志工後，善於溝通組織規畫的經驗正好派得上用場。不過，碰上農忙時，也有找不到人、英雄無用武之地的感嘆。

西螺產米、水林出地瓜，遇上播種、噴藥，或採收的季節時，一刻不得閒，但下個月醫療志工的人手不足該怎麼辦呢？連達彥的腦海裡浮現「劉文成」，任何時候只要和他說一聲，總會立刻歡喜的答應補位，那股歡喜的勁，真是印象深刻。而一開始，當文成急切地想要到醫院當志工時，另一半瑩慧對於他能否勝任的憂慮，同樣讓人難以忘懷。

志工們選擇週一到週三，或是週四到週六排班當醫療志工，每天服務完就住在醫院裡的志工寮房裡。志工組在每天的中午安排的進修課程，到了晚上則在用餐、梳洗後，讓志工們分享服務的心得。連達彥四處聯繫下，如果人數還是不夠，他會再聯繫其他志工來做一日志工補足人數。

就算確定好了名單，並不代表不會有變數。連達彥很怕在到醫院的前夕接到電話，有的師兄想做醫療志工，卻因臨時有事而不能來；有的師兄假日到環保教育站做環保，卻不知道碰到什麼而皮膚過敏，結果也不能來。人數難免增增減減，他會先到聯絡處把擔任前三天、後三天的志工人力做些調整，讓人力平均些，然後就順道帶三位搭便車的師兄，一同到大林慈濟醫院簽到，準備下週一開始的志工服務。

連達彥看著文成努力地完成八個月的志工見習課程，也在瑩慧的協力下，連續三個月帶文成到醫院參與醫療志工培訓課，學習醫療的常識、人文禮儀和生活的規範，總算取得到醫院為病人服務的「入場券」。但在是否要讓文成排班做醫療志工時，瑩慧陷入天人交戰。

「文成真的不會造成你困擾嗎？」

聽著瑩慧的問題，連達彥心裡也沒答案。他知道瑩慧是這一家的支撐，擔心小孩的學業，更擔心文成不能再受傷害。

但是，他覺得每個人都能在慈濟找到適合自己做志工的方式。而在醫院裡，證嚴法師希望志工是膚慰病人和家屬使其拔苦得樂，做他們生命中的貴人。相反地，也因為他們示現各種病痛與苦難、無助與無奈，讓志工有機會付出關心和膚慰的機會，因而使志工的慧命成長，所以病人和家屬就是志工慧命中的貴人、用生命為大家說法的老師。

連達彥很珍惜到醫院付出的機會，因為他發現自己的身、心都很快樂，原來收益最大的是自己。他盼望瑩慧，總得給文成一個嘗試的機會。

第四篇

勇敢向未來

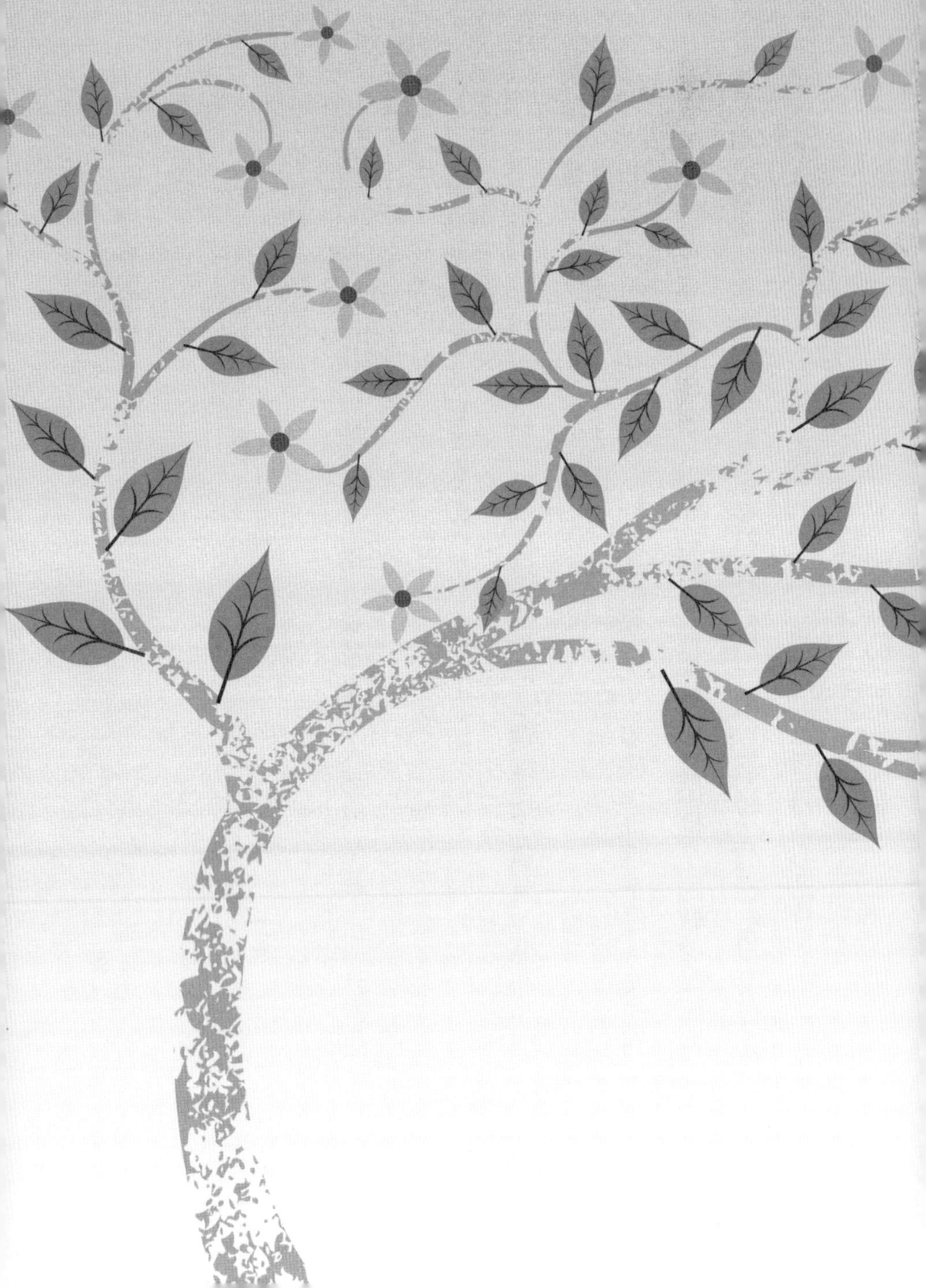

1 給他機會學習，才會成長

「文成能勝任醫療志工嗎？」

「我會特別注意文成。」

「他很想做，但我怕他不能承擔。我是正常人都很辛苦，他有辦法嗎？」

「不能怕，妳得要給他機會學習，才會成長。」

想著前陣子和連達彥師兄的討論，瑩慧的心像灌滿了氫氣，懸在半空中飄呀飄的。

週日午後三點，她開車往大林慈濟醫院去，思緒一直轉不停。文成到醫院當志工是否會適應不良、會不會帶給連達彥師兄困擾？因做環保而恢復的信心會不會再次受到打擊？瑩慧像媽媽一樣，對孩子的操心沒有停止的一刻，而好端端坐在汽車後座的文成，對這回初體驗滿心期待。

二〇一四年底的歲末祝福結束後，瑩慧勸文成暫時別投入慈濟志工培訓，但他說已答應要上醫療志工課，得要遵守承諾。到了第一個上課日那天，瑩慧得陪文成，但又不放心孩子獨自在家。於是，一家三口在早上五點半多，就動身往大林慈濟醫院。

瑩慧上課後才知道，原來想幫助病人並沒想像中容易。培訓課在醫院五樓的大講堂裡舉行，常住志工分享在醫院各種不同定點時，將會遇到什麼樣的病人與情況。從掛號、門診、急診、領藥、檢查室，到住院、手術、復健、洗腎等空間，每個地方遇到的病人與需要協助的狀況都不盡相同，志工得要先懂得如何保護好自己避免受到感染，進一步更要學習與病人和家屬互動的技巧，試著去同理他們可能的無助、無奈、對生命無常的惶恐心情。

「心是錄影機，身是放映機。」

常住志工提醒著學員。慈善志業是慈濟的第一項工作，而醫療志工正是在醫院中力行慈善的重要關鍵。大家對醫療志工的印象是一群可以幫忙達成需求、可以訴苦、信任和得到支持力量的好人，也是最真實的傳聲筒；而醫院期待著志工成為同仁多出來的手與眼，發掘病人與家屬的心聲，化為安定人心的力量。

瑩慧牢記著常住志工分享的「法寶」。眼要「晶」、臉要笑、嘴要甜、手腳要勤快、頭腦要靈活、耳朵要清楚。以溫暖的微笑來問候遇見的每一個人，並且注意觀察病人的需求，才能隨時主動的提供關心與及時的服務，只要是醫療以外的事，都算志工可以幫忙的範圍。位在鄉間的醫院裡，服務的老人家居多數，常住志工對大家耳提面命要多關心照顧年老、體弱的人。「會冷嗎？」「吃飯了嗎？」「需要服務嗎？」「看好了，會吃藥嗎？」「孤單嗎？」

當文成聽志工們分享醫院的故事愈多，他臉上如豔陽般的微笑愈加燦爛，很難讓人刻意去忽略。

三次的醫療志工課程結束後，包括文成在內的志工們都躍躍欲試，而瑩慧終究要面對現實。「我先去做，回來再告訴你當志工的情況，好不好？」看著文成失望的眼神，這大概是瑩慧能拖延的最後方法。農曆春節過後不久，瑩慧報名三天的醫療志工。跟著雲林地區的志工們到醫院簽到、認識環境，為隔天的服務做準備。

週一早上的病人特別多，醫院鬧烘烘的鼓動著耳膜嗡嗡作響，診間裡的民眾肩併著肩坐著，一股焦躁的氣氛隨著時間推移而逐漸累積。瑩慧被分配到診間服務，一開始還不知如何消化眼前的情況。大部分的人盯著身旁診間木門的開開關關、牆上看診號碼的跳動。等得不耐煩的人，頻頻起身敲門，或是趁著護理人員開門出來叫號時，詢問何時才輪到自己看病；或是用各種不同的理由，嘗試爭取早些看診的機會。

瑩慧學著去引導看診民眾，把掛號單投入診間外的病歷投送口；當看到候診椅上有人露出不安、憂慮的表情時，她鼓起勇氣上前，用最自在的笑意打招呼，希望有機會多聊上幾句，緩和一下緊繃的情緒也好。「掛幾號呢？」「吃過早餐了嗎？」就算讓人相應不理、甚至，白眼以對，她就是不輕言退縮。

十年前，一場突然降臨的車禍讓文成陷入漫無止盡的昏迷。在親友的反對聲浪中，瑩慧帶著文成搭上救護車，從彰化一路搖搖晃晃地來到大林慈濟的急診室，當時如果不是陳金城醫師願意收下文成，哪敢想像後果將會如何？尤其，文成遇到的是位有勇氣承擔，而且醫術高明的醫師，才會有今天進一步認識慈濟、做志工的機會。

「大林有恩於我，這是我該回饋的。」瑩慧從原本無助的病人家屬，轉變成手心向下的醫療志工，這一路走來何其遙遠，讓她感受到因緣的不可思議。在醫院看到那麼多人正在受苦，想想自己真是有福報，不但擁有健康的身體，還有能力去幫助人。

結束三天的志工服務，自認臺語不錯的瑩慧也覺得挫折。有天在大廳遇到一位阿桑請她幫忙帶路到「電光室」，但自己從未聽過醫院有這樣的地方。折騰了半天，結果跑去問資深的師姊才順利解圍。

回家時，瑩慧知道無論如何都得讓文成去當醫療志工了。況且，她發現自己也喜歡上當志工那種說不出來的快樂。原來，什麼都不刻意追求的自己，才最快樂。她雙手一攤對文成說：「無解，男、女眾志工的服務定點不一樣，你得靠自己了。」

初春的三月午後，瑩慧緩緩地把車開進大林慈院。文成跳下車，拿著行李就準備往大廳右側的志工組報到。瑩慧告訴他：「你第一次當醫療志工，有什麼事情就趕快打電話回家。」

2 他不是正常人，有辦法嗎？

送文成到醫院當志工後，瑩慧一如往常地白天到事務所上班，晚上回到家煮飯、陪小孩做功課。她的眼睛總不自主的望向電話，聽著電話要響了嗎？

「萬一他被安排在大廳，沒幫到忙還造成人家困擾，怎麼辦？」「我是正常人都覺得很辛苦，他不是正常人，有辦法嗎？」

瑩慧比文成早一個月到醫院當醫療志工，經過大廳時不禁煩惱起來。如果文成被分配到大廳服務，當有人問他「新陳代謝科」要怎麼走時，他真的有辦法帶人家到正確的位置嗎？

白晝與藍夜交替，總算盼來文成離家的第四天傍晚，瑩慧準備去醫院接他，而這幾天家裡的電話未曾響過。讓瑩慧覺得諷刺的是，看起來文成在醫院過得還不錯，反倒她有些自身難保。原來，家裡剛換新的洗衣機，瑩慧忙著事務所工作和記帳士考試，壓根沒空去瞭解如何操作。當她把衣服丟進洗衣機後，只能看著控制面板上讓人眼花撩亂的按鈕發呆。

那晚，瑩慧在陽臺上和洗衣機對戰許久。手指在不同的按鈕間遊走，按完又取消、再重按，就是沒法讓這臺機器正常運作，最後索性全部歸零又重頭來過。精神受挫的她回到客廳，忍不住地打電話給文成。

「你得教我洗衣機怎麼用！」

「我回來，再洗。」

3 腳健手健，卡贏黃金萬件

「請大家注意！不可以笑文成師兄、也不要一直要求他。」

連達彥想起第一回帶領文成當志工時，也難免緊張。他抽空先對病歷室的師兄們耳提面命，因為文成說話比較慢，大家一開始比較聽不懂他說什麼，但只要有耐心點，適應了就好。有位師兄嗓門老是特別大，連達彥提醒他，講話時要量一下距離。

在醫院十二層的醫療大樓裡，散布著病房、診間、加護病房等各種需要收、送病歷的地方，剛開始服務的志工，總得花上一段時間才能逐漸熟悉從地下一樓出發前往各處的路徑，對文成來說，醫院簡直是座巨大、複雜的迷宮。連達彥讓資深的志工帶著文成多跑幾趟定點，直到他比較熟悉後，才開始嘗試讓他自己去。而夜診時，因為擔心文成會迷路，一開始還不敢讓他排班。他再三的叮嚀文成：「有什麼事情，可以告訴我。累了，要喝水、吃點心都可以。」

「師兄，這要送8A病房。」醫事室的同仁手裡拿著厚厚的藍色病歷本，話才說完，文成已經搶在其他幾位師兄從椅子上起身前，接過病歷。有位師兄開口：「你才送完，這次該輪到我了。」但見文成頭也不回地快步地往外走，手裡則握著寫有位置的便條紙。

收起笑容，雙眉微皺的文成顯得嚴肅。走出病歷室大門，左轉到兩側各有三部的訪客電梯，他按下牆上有三角型圖樣的按鈕，抬頭凝視門楣上的數字慢慢遞減。

「要一直到單位或診間、病房時，才能將病歷交給工作人員或護理站。」「病歷是病人的隱私，志工服務途中不可以翻閱病歷。」當明亮如鏡的電梯門往兩側展開，文成把病歷本的開口朝內，握緊著走進電梯，他牢記常住志工上課時的交代，護衛病歷如同無比重要的寶物。

叮咚聲響，電梯來到八樓。文成走出電梯，確認8A病房在右手邊後，順著指標疾步向前。多年前那場車禍重創文成頭部，因為身體的張力讓右手、右腳變得不靈活，儘管長期復健讓他恢復正常的行動能力，但心理的感覺難以抹滅，總是左傾著身軀以尋求平衡，不過，他走路、做事就像列快速行駛的火車，衝勁十足。

「感恩師兄，給我就可以了。」

把病歷遞給護理站的書記，文成不多耽擱一秒地，轉身往電梯間走，臉上緊繃的線條開始變得輕鬆。曾經，醫院的指標像是外星文字般難以理解，但勤於學習換來的成果，讓文成化身醫院的人體衛星導航。如果有送病歷比賽，文成肯定能跑進前三名。

當沒有病歷可送的空檔，文成總是默默聽著志工們話家常；有師兄談起服務的經驗時，他便睜大眼努力聽著。他把每次送病歷都當成是衝鋒陷陣般，全神貫注地去完成，真讓志工們印象深刻。

「腳健、手健、卡贏黃金萬件。」連達彥觀察著文成，一般人如果有這種精神，大抵什麼事都難不倒吧。每一回當醫療志工，都看得到他又進步些，早就不再為文成是否適應不良而擔心，他也有更好的理由去鼓勵瑩慧放下心中的重擔。

「當醫療志工，辛苦嗎？」

「我很，高興，我很，高興。」

「下個月還要再來嗎？」

「我很，快樂，我很，想來。」

連達彥在文成第一次完成三天的志工服務時，特地問他的感受，文成毫不思索地回答，長年在果園工作而變得黝黑的臉龐裡，露出潔白又整齊的牙齒。那天傍晚，瑩慧從斗六的辦公室趕來接文成回家，心裡還掛在要補習的孩子身上。

看著這對患難與共的夫妻，連達彥心裡揚起的歡喜中，揉和著對瑩慧照顧家庭的不捨。他告訴瑩慧，師兄姊們都會彼此聯繫一起共乘到醫院當志工，以後只要把文成帶到雲林聯絡處就好，不用再那麼辛苦地往返斗六與大林，而他的車子正好有多的空位。

「妳就安心，專注在工作上，把家建立起來，不要再受那麼多委屈。就讓文成在醫療志工中好好發揮、打開心胸，對復健、對身體會有幫助的。」

瑩慧老是怕講話很慢又不清楚的文成會拖累大家，做不來志工，連達彥勸則她別再多想。其實，醫療志工的服務項目「包山包海」，在大門口協助病人下車、引導看診與掛號；病房區有新個案訪視、關懷病人、協助餵食、洗澡、翻身、按摩、拍背、更換衣物床單與尿布，還有幫忙發餐、打飯、物品傳送與鋪床；甚至，病人往生時的助念與家屬關懷。也有送病歷、協助環境整理與布置。

「做了多少並不重要，重要的是投注了多少愛在其中。」醫療志工培訓中，常住志工麗芬用德蕾莎修女說過的話鼓勵大家。連達彥對文成滿懷信心，邊做、邊調整，總有他能夠勝任愉快的服務。

「文成這樣，有辦法嗎？」瑩慧不死心地問著。

「他只是站在門口就贏妳了。」連師兄換個方式說服瑩慧。

4 做志工，有心最重要

「連師兄，找醫療志工，很辛苦！我，乾脆，都簽下來。」

「可是我單月份，很忙欸，可以避開不要去嗎？」

「不要讓，師兄，找人，很辛苦。」

在房間裡獨自演練好久的文成，終於鼓起勇氣來到客廳向瑩慧提起。每當聽到連師兄為了排班找不齊人而奔走傷神，文成總是馬上答應可以補位。這回，他乾脆每個月都簽下三天的醫療志工，讓連師兄不用再問他是否參加。

瑩慧露出幾分哀愁的眼神。其實，她早就聽到文成在偷偷練習講這些話，想要試著勸文成只簽雙月，讓她能不用在工作、家裡、小孩與接送文成間忙得不可開交。

「爸爸每個月都要做醫療志工，每個月都去喔，好嗎？」瑩慧起身去書房，想問問兒子的意見。

「就答應不就好了。直接給他去吧。」彥均回得很乾脆，也斷了瑩慧心裡的憂慮。

瑩慧能體會文成那股熱切的心情，因為她在做醫療志工時發現，無所求去助人的快樂，能讓人忘記生活中許多不愉快的事情，在沉澱之後，更能體會自己擁有的其實還很多。但現實的生活壓力下，瑩慧只能選擇去成全另一半當志工的願望。

曾經有段時間，瑩慧很怕碰到連師兄，彷彿，自己是文成能否簽下志工的變數。

看到文成簽下每個月的志工服務，連達彥也怕文成在果園工作與志工服務中累過頭。出生在雲林大埤鄉的農家，連達彥從初中開始就得照顧稻田。當稻田開始注水時，得在晚上睡在稻田旁看顧著抽地下水的發電機，每分每秒都注意著水位的升降，以決定是否要關機，所以能夠理解農事的辛苦和繁忙。

有時，文成因著果園採收和醫療志工服務日期撞期，顯得很不情願。連達彥勸他以果園的工作優先，做志工呢，有心最重要。

5 只要願意，就能培訓

「文成會說話，也認得字，當然可以參加培訓課。」

瑩慧心裡常掛念這句話。前一年（二〇一四年）十二月陪文成走上歲末祝福的舞臺，勇敢地分享他在做慈濟後令人欣喜的成長，人變得開朗，話也多了些。活動結束後，有位師兄轉告證嚴法師對文成參與慈誠隊培訓的建議，只要文成願意就能參與。

瑩慧和文成到大林慈濟醫院當醫療志工後，彷彿覓得人生的另一片蔚藍天空。既然參與慈濟是如此自在與歡喜，更讓文成覺得生活有冀望，而瑩慧想不出繼續拖延參與培訓的理由。而那些關於文成的反應不夠快、在活動時連指揮交通勤務都不會、是否幫不上忙、造成大家困擾的一籮筐擔心，都先拋到九霄雲外吧。

也許，十三年前的那場車禍是個寓意深遠的啟發，瑩慧在一個月後獨排眾議把文成轉到大林慈濟遇見陳金城醫師，則是揭開答案的契機。一家人跌跌撞撞地走了四千多個日子，和慈濟且近且遠地相處，從認識、體驗到坎入心底，瑩慧選擇不再和心中的聲音對抗，順著生命的軌跡用心去過就是了。

下定決心的瑩慧，為文成與自己報名二〇一五年的慈濟委員和慈誠的培訓課，從三月開始，每月不間斷地到慈濟臺南靜思堂上課到十一月結束為止，期盼著在年底時能在歲末祝福中，接受證嚴法師的授證。

從報名的那刻起，文成的燦爛笑容一發不可收拾。至於從陪伴到親自參與慈濟的瑩慧，則還有另一項讓她感到肩膀擔頭沉重的事。

「再等我一年，我去勸募會員來成就你。如果有因緣，我們可以一起完成培訓，好嗎？」

瑩慧在一年前對文成許下了承諾，只是到面對朋友時，要從口中說出「請參加慈濟會員、每個月交一百元功德款來行善」，原來並沒有想像中那般自在，話卡在心裡，怎麼也說不出來。

要講什麼、如何講得讓人心生歡喜並願意布施助人，瑩慧不斷地揣摩、練習。當她終於對朋友說出勸募會員的話後，接下來就變得水到渠成。只是，就算已認識多年的好朋友也不見得會立刻點頭答應。瑩慧想，這是手心向下去幫助需要的人呀，而且每個月只要些許的付出，何樂而不為呢？

「勸募會員不為募款，而是要募心。一切唯心造，天地之間災難紛仍，唯有淨化人心才能救世。」培訓課堂上，瑩慧聽著證嚴法師對募款的開示，心裡比較不會有壓力。勸募，就是給人家一個行善的建議，如果被拒絕了，並不需要起煩惱心。

瑩慧覺得既然勸募會員是慈濟委員的承擔，也想讓更多的朋友認識慈濟，總得想些方法來吸引大家接觸慈濟，她開始把腦筋動到文成身上。在她說出許多為何要募款的話後，通常只要再加上「請一起來成就文成」，就能讓朋友甘願護持。

「戶無量，福無量。」腦筋靈活的瑩慧，勸募的會員一戶戶增加。有時候，她看到彥均做完功課，便邀他一起出門收功德款，但兩、三次以後，彥均說什麼也不願意陪，因為他覺得媽媽實在太愛講話，經常一個晚上收不到兩、三戶，就到了得打道回府的時間。

個性直爽、樂於分享的個性，讓瑩慧很容易結好緣，但有位會員的婆婆卻讓她感到挫折。每次看到瑩慧到家裡收功德款，那婆婆就投射濃厚敵意的眼神，讓瑩慧想和會員多聊兩句都覺得為難。這樣讓人尷尬的情況始終持續著，也不知該如何解凍。

街坊鄰居常會送來自家種的蔬菜、水果，多到往往吃不完。瑩慧索性挑了些，趁著上班路過時把菜放在那位會員家門口，但她在收功德款時，從沒和會員提過這件事。彥均覺得媽媽這麼做，實在無助於改變那位阿嬤對媽媽的態度。

「妳這樣偷偷地把菜放在門口，那位阿嬤怎麼知道是誰給的。」

「沒關係啦，反正我們送出去了。」

幾個月後，瑩慧如往常地利用下班後的空檔，抱著謹慎的心情來到會員家中收功德款。突然，耳邊傳來顯得陌生的語調，那總是在一旁投以懷疑眼神的婆婆，主動問起話來，眉宇間線條竟變得柔和。

「妳每個月到底在收什麼錢？」

「阿姨，我是收慈濟的功德款啦。」

「是收多少？」

「每個人一百元。」

「那功德款拿去做什麼？」

「我們慈濟有分捐慈善、醫療、教育、人文，還是國際賑災，都照依會員指定的去用在需要幫助的項目」

「喔，你們這樣很好啦。」

6 心念轉了，人生也轉

「南……無……本……師……釋迦摩尼佛……」

四月裡的清晨，花蓮縣新城鄉靜思精舍外微涼的氣息中，迴盪著千人同聲唱頌的佛號聲。隱沒在人群中的文成，一字一字沉穩地唱出口。緊隨著常住師父的步履，從精舍外的平交道前開始三步一拜、一叩頭。

緩緩地，從柏油路面轉進綠蔭夾道的石板地。當心止靜如水，即使眾人彼此間的步伐大小不一，卻能呈現出整齊的隊伍。經過兩百多次跪拜後，原本高掛的月亮與星子隱沒，迎向文成的是樸實無華的精舍大殿。

僅有一層樓高的大殿，立面人字型的屋脊象徵著「以人為本」的精神，裡面安坐著素色的釋迦摩尼佛、觀世音菩薩、地藏王菩薩，五十年來，日日夜夜靜看著慈濟踏出的每一步履，在世界各地留下的每個動人的足印。

瑩慧遇上事務所忙著結算工作，彥均也得準備升高中的會考，文成獨自回花蓮朝山，對他來說，也像是一項要靠自己完成的考驗。從文成遇上車禍後，十多年了，頭一回離開瑩慧和彥均這麼遠的距離，一個人跟著大家搭上「慈濟列車」，從雲林、彰化、臺中，一路往臺北前行。火車從基隆開始盤山過嶺，不經意間，迎向左邊的無垠海岸，晃呀晃了五個多小時，來到每天坐早課時在腦海裡出現的「心靈故鄉」。

朝山結束，慈濟志工步入講堂。整頓好心神，文成依著呼班聲，跟著大家起身、合掌、問訊，手結定印如含苞待放的蓮花，向證嚴法師表達恭敬。再坐下蒲團，準備聆聽開示。文成不知道終究能吸收多少，但豎起耳，努力地抓住在講堂裡迴盪不已的字字句句。

「早上看見這麼多人，三條動線朝山之路，浩蕩長的路這樣過來，表示戒定慧——人人要防非止惡，這念心叫做戒；人人要定住這念心，這念心是善念，心無雜念，自然就無貪瞋癡，保持我們的智慧。這念心無漏無遺，還要聞思修，聞法要好好思考，有道理我們要身體力修，聞思修，希望人人時時用心。」

證嚴法師回想起三十年前啟建花蓮慈濟醫院時的篳路藍縷。當時委員與會員發心護持，也以朝山展現承擔願力。而那些年裡帶著大眾到花蓮參訪靜思精舍的「慈濟列車」，至今仍讓志工們津津樂道。文成覺得很高興，雖然和瑩慧才剛受證成為慈濟委員不久，就能幸運地迎接慈濟的第五十一年。

其實，當證嚴法師在一九七九年正式發起籌建有六百床規模的綜合醫院時，慈濟只有一百多位委員，全臺灣的會員不到一萬人，而建院預算從八千萬追加到八億元，並歷經尋覓土地、兩次動工的許多波折。但有願就有力，總算成就看顧著花東民眾健康的慈濟醫院。

「北迴鐵路也被稱為『剝皮鐵路』？」在培訓課時，曾讓學員摸不著頭腦的問題，其實是許多資深慈濟人共同努力的結果、揉入說也說不盡的喜怒哀樂。許多對慈濟一知半解的民眾，在參訪慈濟志業的過程中深受感動，甚至改變人生觀，進而決定加入一同為社會付出，整個人感覺彷彿被剝去層皮般蛻變，讓「剝皮列車」的說法流傳開來。

不過，在北迴鐵路通車前，住在臺北的慈濟人得帶著會眾搭金馬號，或是租遊覽車到花蓮，算是「慈濟列車」的前身。在一邊是懸崖、一邊是峭壁的蘇花公路上搖搖晃晃地，讓人覺得驚險十足，但臺北的慈濟委員一個月總要跑上好幾趟，帶著會員認識慈濟並成為慈濟會員，總是為了師父的願望去努力，把吃苦當做吃補而樂此不疲。

有一回，從臺北開往花蓮的遊覽車走走停停，比公路局同時段出發的班車晚了快三小時都還沒到，常住師父擔心他們發生意外，焦急地到公路局打聽消息，還好盼到會眾平安到來。

高雄的慈濟委員則是帶會眾從臺灣尾往東走，經過臺東後再到花蓮參訪精舍。當時有對夫妻同修邱國權與林金貴發願要幫證嚴法師蓋醫院，從一部遊覽車最後招攬到十幾部的會眾。那是耐特颱風登陸前夕，遊覽車隊載著上千名會眾從花蓮要趕回高雄，在行經臺東金崙時已是風大雨急，聽到有幾輛小客車墜落溪谷、道路封閉。

當車隊在隔天回到花蓮時，邱國權夫婦在臺九線旁向證嚴法師懺悔沒能把會眾帶好，證嚴法師卻不捨地說：「你們受驚了、你們委屈了。」一常住師父很快地準備上千份熱騰騰的便當、剝好皮的柚子與削去皮的甘蔗，會眾噙著淚水享用來自靜思精舍的溫暖體貼。車隊改從北走，經過臺北回到臺南、高雄。

北迴鐵路在一九八〇年通車後，讓慈濟人鬆了一口氣，可以用更安全的方式帶更多的人去認識慈濟，募得更多的愛心來促成慈濟醫院的興建。只是，得在四天前的凌晨就到車站買預售票，而且得買到足夠的數量，考驗著慈濟委員的耐心和智慧。

慈濟委員不只廣邀會眾到花蓮，為了排遣在慈濟列車上漫長的時光，更得具備能言善道的非凡功力。委員們在搖晃的車身上談慈濟的緣起、說證嚴法師濟貧的理念、為何立願在後山蓋一家搶救生命的醫院。這樣勇於分享的傳統一直延續下來，隨著愈來愈多的民眾投入慈濟，並樂於分享自我蛻變的過程，「現身說法」的模式成為慈濟活動中啟發善念的特色。

晚上七點，從花蓮開出的自強號來到雲林斗南站。獨自至花蓮朝山回來的文成提著行李步出車廂時，特有的開朗笑容瞬間綻放開來。瑩慧和彥均已經在月臺上翹首盼望好一陣子。

「妳，沒有去，很可惜。」

「好呀，下次我也去。」

「去花蓮，很好。三步一拜，證嚴法師講話，很高興。」

聽著文成說個不停，瑩慧也笑了，這真不像過去認識的文成，也許，是心念轉了，整個人生也開始轉變。

「如果今天沒有文成，就沒有現在的我。因為，是文成來度我。」瑩慧在雲林聯絡處受證成為委員時，對著眾人分享。可不是嘛，她糾正過去自認為是她成就文成的想法，其實，反而是她被成就。能夠有因緣走進慈濟，把握機會去付出，如此的平常自在，看待事情的方式也迥然不同。

向會員收功德款的事由瑩慧負責，每回她總要收到晚上十點多才回到家裡。文成說：「我都要，睡覺了，妳還沒，回來。」瑩慧慶幸還好是嫁給文成，可以安心做慈濟，不然，可能已經被「離去海口」了。

瑩慧說，以前都是她帶著文成走；現在呢，是她跟在文成後面走。在文成回花蓮朝山的三個月後，結束會考的彥均計畫要回花蓮慈院做一週的志工，讓他們夫婦倆如願一同坐上回花蓮的「慈濟列車」。

7 繼續相伴，修慧人生

冬日的清晨，窗外的世界披上一層灰濛濛的外衣。

文成四點多起床後，像臺被開啟的發動機，好精神地快速做著再熟悉不過的動作，茶水、袖套，棒球帽，都整理到手提袋裡。六點十分，一家三口吃完早餐，最後步出家門的瑩慧鎖上大門，跟著文成和彥均走下樓梯。彥均背著書包跨上腳踏車，一溜煙地滑進冷風吹拂的路上。

文成照慣例攢著手提袋坐在駕駛座後面的位置，讓瑩慧帶他去姑丈家，然後再坐姑丈的小卡車到果園。從幾年前父子倆為爭吵誰該坐瑩慧旁邊後，每回外出，他們都安分地坐在乘客座，即使只有一個人也相同。

瑩慧把車開離社區，跟在彥均的腳踏車後，沿著農地間的道路前行。約莫五、六百公尺伴行後，彥均繼續直騎到庄外的大路上，再等著搭高中的交通車；而瑩慧則開往左邊的叉路，當果園需要人手時，瑩慧就先開車帶文成到會計事務所，然後回家整理一下，等著上班。

「媽媽，妳不喜歡小孩，為什麼會喜歡我。」

「因為你是我的小孩，我會好好愛你。」

瑩慧和孩子總是無所不談。她告訴彥均，爸爸出車禍受了傷，要好好保護他；她也坦白告訴彥均，因為爸爸喜歡小孩才決定生一個孩子。

彥均在讀小學時，會教爸爸注音；去慈濟雲林聯絡處上親子成長班，懂得要牽著爸爸的手，當別人對爸爸好奇時，他從不害羞地勇敢告訴大家：「爸爸是因為車禍受了傷。」彥均上國中後，瑩慧擔心文成做不好志工，甚至可能受到傷害，但彥均總是扮演那個支持爸爸、要媽媽多點信心的角色。

二〇一六年會考後，彥均去花蓮一週當志工。他在家裡可是拒饅頭而遠之，想不到在花蓮每天的早餐都是饅頭和豆漿，意外地改掉多年的習慣。那次體驗中，有幾天是跟著常住師父到靜思精舍旁的菜園去翻土，下午時分的氣溫讓人熱得難受，但也因此才真正體會常住師父「一日不做，一日不食」的精神。精舍中還有蠟燭工廠、薏仁粉包裝及加工的工廠，都是提供大家自給自足的機會。而生活中需要的食、衣、住都靠著自己耕種、裁剪、監工得來，絕對不接受大眾的供養。

轉眼間，彥均讀高中了，書包也變得愈來愈厚。瑩慧對教育不變的原則是要孩子為自己的行為與決定負責。只是，不管孩子長多大了，文成還是常說，彥均是三歲。也許，文成最想記住的是彥均三歲時的可愛模樣吧，瑩慧終究選擇不再去糾正他。

離開家幾分鐘後，瑩慧讓文成在姑丈家前下車，然後回轉到對街。看著文成放下手提袋整理起待會要到果園用的東西，她放心地踩下油門而去。

姑丈的家也是姑姑的事務所，在客廳兼辦公室旁的房間，當成是耕作的工具房。文成拉開門，拿出今天要噴灑的蜂藥和營養劑，再轉身為發動機補充汽油，又混進一些機油。至於停在一旁小貨車上的大水桶，已經在昨天抽取後院的井水，足足有一公噸重。

事務所電動鐵捲門緩緩升起，姑丈彎身走出門，加入文成一起準備。

十多年來並肩摸索經營果園，彼此間話不多，像有好默契的老朋友般，誰該做什麼都不需多說。當一切就緒，兩人坐進車裡，姑丈緩緩地開往幾公里外的果園。

從大路轉進蜿蜒的產業道路，來到盡頭時，就到了姑丈的果園。樹枝上結實累累的水果都沾上一身白粉，像是白雪的世界般，那是幫水果防曬用的鈣粉。

這片兩甲大的土地，原本是竹林，教職退休的姑丈改種起紅柑、柳丁、茂谷柑，關於耕種的知識都得重新學起。果園的活可不輕鬆，從整理土地開始，當種下幼苗後，要等上三年才能開始採收果實。正好文成也需要工作來重建信心，終於開闢出眼前果樹繁盛的景象。

文成和姑丈從十一月開始採收柳丁、橘子，到當下的十二月初已接近尾聲。採收後的水果會送到附近的集貨場，有的時候遇上水果的產量太多，到一定的收購數量後就會停止。而最讓人難受的是忙碌了大半年，還得忍受常常被壓低的收購價格。

姑丈說，先把剩下的幾棵橘子和柳丁樹採收完後，再開始原本計畫的噴藥。

在枝葉中的果實像在和文成玩捉迷藏，文成在橘子樹枝葉裡裡外外穿梭著。他以飛快的速度把橘子一個接一個的剪下，轉眼間就裝滿長方形的大塑膠籃，接著往下一個空籃子進攻。而在果樹另一頭的姑丈則像個優雅的紳士，一顆、又一顆，不急不徐的剪下、放入籃裡，像在品味著這一季辛苦耕耘，飽滿又香甜的果實恰是最美好的回報。

文成講話慢慢地，常常說話趕不上腦袋想的速度，總是一個字、兩個字地努力吐露。有時急了，「很喜歡」、「很高興」伴著燦爛的笑容成為他標準的結語。看著他整齊雪白的牙齒、高高上揚的嘴角，很難不被他的歡喜心感染。不過，講話時的文成或許慢了些，但當他工作起來，或是當醫療志工、做環保時，可都像是快轉影片般，不讓自己有絲毫喘息、虛耗時光的努力去完成。

前一年的柳丁樹遇上爬籐攻占，結果柳丁掉了滿地，這年則長得茂盛，黃澄澄的一大片，像是精心布置的聖誕樹。文成和姑丈繼續採收時，天上的烏雲逐漸濃如墨色，雨絲也一陣一陣的落下。兩個人趕著把最後一棵柳丁樹採收完，然後放上小火車的後面，鋪上防水布，準備提早收工。

真像人生，突然降臨的變數總讓人難料，哪有什麼是一定說得準的呢。文成預定要噴的蜂藥，只能等明天到來時，再看看老天的臉色。

忙出一身汗的文成回到姑丈家，瑩慧已經坐在辦公室裡上班，等一會兒，姑丈會開車帶文成回家休息。這一路上，如果不是有姑姑給予工作上的無比彈性，還有姑丈願意給文成復原的機會，瑩慧恐怕得受更多的罪。

「妳就是文成的太太？為什麼沒有逃走？」

慈濟志工們賦以關懷與讚歎的問法，倒是讓瑩慧不知該如何思考。對呀，為什麼沒有有逃跑呢？

其實，瑩慧發現原來自己根本沒有想過「逃跑」。當十幾年前接到文成車禍電話的夜晚開始，就開始忙著過日子。瑩慧想著如何讓文成醒過來、如何讓他變得正常些，以及如何把彥均照顧好，哪還有多餘的時間去想這麼做是否辛苦、是否值得，甚至，該一走了之。

「盡你的能力就好，我會陪你到最後，成為你的最佳隊友。」

在走入慈濟以前，瑩慧感受著文成對人群、生活、承擔一個家庭的壓力。對她來說，能夠每天看到文成健健康康的生活，已經是最大的奢求。當走入慈濟後，彥均說：「發現家裡的爸爸變快樂了，而且他還把快樂帶給我們。」

曾經，文成會拉著瑩慧在清晨四點去華山爬山，因為他在六點要去斗南的環保教育園區做環保。儘管戶外運動是兩人從年少時的最愛，但忙於工作、顧孩子學業、接送文成的瑩慧，實在感到力不從心。雖然忙得得放棄遊山玩水，但看著文成的蛻變，這一切怎不讓人覺得價值非凡。

二十五年前，同為十八歲的男生和女生偶然在雲林醫院的病房裡不期而遇。

從那一刻開始，外向的瑩慧與安靜的文成間的緣分，再也切不斷。要找到很合拍的對象並不容易，需要很多考驗的過程與對彼此的包容，瑩慧覺得有愛，才有凝聚的力量，既然愛文成，好與不好都全盤接受，日子能夠平平安安的，是當下最幸福的期盼。

四十三歲這年，文成和瑩慧同時受證成為慈濟志工。

現在的文成，盼著一週工作後的假日做環保，以及每月一次的醫療志工到來；而瑩慧則樂於跟著文成的步伐，歡喜當他的專屬司機。願彼此每一天的生活，都看得到存在的價值。

國家圖書館出版品預行編目資料

昏迷六十天，從遺忘到重生的奇蹟：陳金城醫師搶救生命志工作伴 / 于劍興著. -- 初版. -- 臺北市：經典雜誌，慈濟傳播人文志業基金會，2019.06

208 面；15x21 公分

ISBN 978-986-97169-4-9(平裝)

1. 醫學 2. 醫療服務 3. 文集

410.7 108006670

昏迷六十天，從遺忘到重生的奇蹟

陳金城醫師搶救生命志工作伴

作　　者／于劍興
發 行 人／王端正
總 編 輯／王志宏
企劃編輯／曾慶方、黃秋惠
叢書主編／蔡文村
叢書編輯／何祺婷
美術指導／邱宇陞
美術編輯／黃昭寧
校　　對／佛教慈濟醫療財團法人人文傳播室
內頁排版／極翔企業有限公司
出 版 者／經典雜誌
　　　　　財團法人慈濟傳播人文志業基金會
地　　址／台北市北投區立德路二號
電　　話／02-2898-9991
劃撥帳號／19924552
戶　　名／經典雜誌
製版印刷／禹利電子分色有限公司
經 銷 商／聯合發行股份有限公司
地　　址／新北市新店區寶橋路 235 巷 6 弄 6 號 2 樓
電　　話／02-2917-8022
出版日期／2019 年 6 月初版
定　　價／新台幣 300 元

ISBN 978-986-97169-4-9(平裝)
Printed in Taiwan

[醫療]
MEDICAL
[人文]